AF476488

MÉMOIRE

SUR LA DÉCOUVERTE

DES PHÉNOMENES

DE

L'AFFECTION HYSTÉRIQUE ESSENTIELLE,

ET SUR LA MÉTHODE CURATIVE

DE CETTE MALADIE;

Par M. PETETIN, Professeur, agrégé au College des Médecins de Lyon.

SECONDE PARTIE.

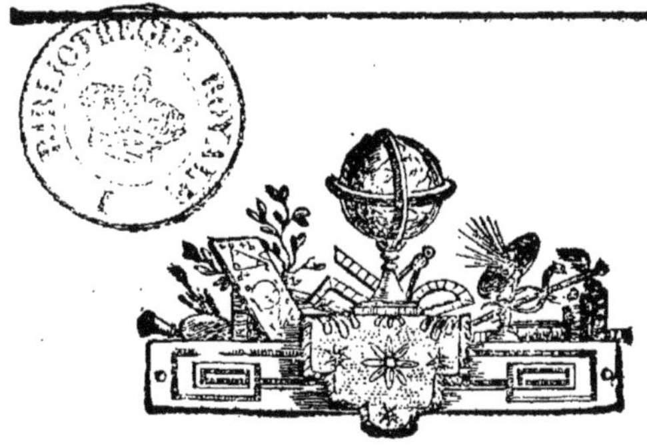

M. DCC. LXXXVII.

Quem admodum etiam homo *quidam* exterior *conſpicitur ex partibus ſenſui* obviis *compaginatus*, *ità procul dubio* & interior *eſt quidem homo è debitâ ſpirituum ſerie* & *quaſi fabricâ conſtans*, *ſolo rationis lumine contemplandus.*

SCYDENHAM, diſſert. epiſtol. pag. 261.

PRÉFACE.

Les physiciens de nos jours, en déclamant contre la théorie, ont publié qu'ils vouloient éclairer les hommes par l'observation; cependant il n'est pas de siecles où l'imagination ait enfanté autant de systêmes. Ouvrez les livres de physique, de chimie, de médecine pratique, à chaque page on voit la théorie marcher avant l'expérience, la théorie rejeter les faits qui ne la favorisent pas, la théorie décourager l'observateur, arrêter les progrès des sciences bien loin d'en reculer les bornes. Comment, après cette réflexion, oserai-je présenter un nouveau systême sur des phénomenes dont l'existence ne jouit pas encore de toute la confiance qu'elle acquerra dans la suite? Ne me suffisoit-il pas d'avoir découvert ces phénomenes & leur principe physique démontré par des expériences intéressantes? Non, il falloit pour plaire aux fabricateurs de systêmes établir sur ce principe une théorie qui vînt à l'appui de l'observation; il falloit saisir leur maniere pour les engager à vérifier des prodiges qu'il étoit plus sage d'observer que d'expliquer. Voudrois-je en tirer des conséquences, & les faire servir de base a une méthode curative que l'expérience seule doit diriger? La vie est trop précieuse pour la soumettre au calcul de l'imagination, mais l'art de guérir, en proscrivant la théorie destituée de faits, approuve les efforts que l'on tente en s'élevant d'un principe évident pour perfectionner une méthode déjà connue. Que cet ouvrage donc périsse ou se conserve, jamais les hommes n'auront à me reprocher d'avoir étayé sur un vain systême les secours que je donne à mes semblables.

MÉMOIRE

Sur la découverte des phénomenes que présentent la catalepsie & le somnambulisme, symptômes de l'affection hystérique essentielle, avec des recherches sur la cause physique de ces phénomenes, & la méthode curative de cette maladie.

SECONDE PARTIE.

L'AFFECTION hystérique essentielle attaque les organes destinés au mouvement & au sentiment, elle s'empare de l'ame, l'agite de passions violentes; elle augmente ou affoiblit ses facultés intellectuelles; elle la plonge dans la mélancolie, ou la remplit de terreurs; elle fait souvent régner à sa place le désespoir & la mort. Les idolâtres l'ont vu mêler à ses fureurs des phénomenes moraux qu'ils ont pris pour des inspirations divines ; ils l'ont nommée maladie sacrée, & lui ont rendu un culte religieux. Les Hébreux, subjugués par la crainte des démons, frappés de semblables prodiges, l'ont attribuée à leur funeste pouvoir ; ils se sont éloignés avec effroi des victimes de cette maladie, ils les ont vu déchirer leurs vêtements, se meurtrir le corps, fuir nus dans les déserts, errer parmi les tombeaux, se rouler sur la cendre des morts ; ils les ont entendu proférer à grands cris qu'elles étoient sous le joug d'une puissance infernale : les livres sacrés, les arrêts des cours souveraines, les ouvrages des médecins prouvent que l'erreur des Hébreux est passée jusqu'à nous.

La superstition, née du fanatisme & de l'ignorance, combattue avec ménagement, a cédé aux lumieres de la philosophie, les possessions ont été rejetées de toute part, avant qu'on ait pu classer dans l'ordre naturel leurs étonnants phénomenes.

J'ai décrit la maladie, source de ces

prodiges ; j'ai tracé la route qu'il faut prendre pour arriver à eux dans la catalepsie & le somnambulisme hystérique ; j'ai présenté une suite d'expériences qui les font connoître, & manifestent le fluide électrique qui les produit ; poursuivons les effets de ce fluide ; pénétrons plus avant dans l'homme ; recherchons la nature des organes dans lesquels reposent tous ses sens ; montrons ce qu'est l'homme au physique & au moral ; fixons sur une base solide ses différents rapports : cette route parcourue avec la circonspection qu'exigent ses ténebres & ses écueils, nous établirons d'après l'expérience la méthode curative de l'affection hystérique essentielle qui boulverse les organes des sens, détruit l'ordre de leurs rapports, abrege le cours de la vie, la suspend quelquefois tout-à-coup, & transporte, dans le séjour des morts des victimes qui respirent encore.

L'homme est, pour le médecin philosophe, un labyrinthe immense dans lequel il se perd en raisonnements & en conjectures ; les premieres traces de ses organes ne lui ſont pas mieux connues que la ſubſtance intellectuelle qui les anime : ſi le flambeau de l'anatomie lui montre un cerveau, des nerfs, un cœur & des vaiſſeaux en mouvement, il le laiſſe dans les ténebres lorſqu'il veut pénétrer la ſtructure intérieure de toutes ces parties, & développer le mécaniſme caché de leurs fonctions.

Des expériences répétées ſur les animaux vivants & ſur l'homme, prouvent que le cerveau, le cervelet, la moëlle épiniere, les nerfs & les fibres muſculaires ſont les parties dans leſquelles réſident le ſentiment & le mouvement ; que la ſenſation, affection de l'ame, repoſe dans le cerveau & non dans les nerfs ; que les cordons médullaires doivent être ſains, libres de toute compreſſion, depuis leurs extrémités juſqu'à leurs origines, & le cerveau lui-même jouir de toutes ſes fonctions pour tranſmettre à l'ame les impreſſions qu'il reçoit.

La ſubſtance pulpeuſe du cerveau, ſi délicate & ſi molle, préſente un ordre, une ſimétrie, une ſtructure, une variété de formes qui femblent voiler les plus grands deffeins pour une organifation que toute l'induftrie humaine n'a pu encore découvrir : en vain on a cherché dans ce vifcere les racines des cordons nerveux qui en fortent ; quelques fibres médullaires, auffi-tôt évanouies qu'apperçues à leur origine, font préfumer que la maffe du cerveau eft compofée en grande partie de ces fibres réunies par un tiffu infiniment délicat, & pénétrée par des vaiffeaux fanguins dont on apperçoit plufieurs traces.

Les racines des nerfs qui tranfmettent à l'ame les impreffions faites fur les organes des fens, ne font pas les fibres médullaires qui fervent à la mémoire, au jugement, à l'imagination ; des maladies du cerveau ont privé l'ame de ces facultés fans altérer en aucune maniere les organes des fens : il exifte donc un nouvel ordre de fibres où fe gravent les impreffions des objets ; leur réunion fixe le fiege de la fubftance immortelle dans le cerveau, fans déterminer le point qu'elle occupe, ni le mécanisme de ses opérations.

L'homme sensible, l'homme moral est donc contenu tout entier dans le cerveau, le cervelet : quelque part qu'il se transporte, il devient, pour les objets agissants sur les points de sa surface, un foyer qui en réunit l'impression dans le centre ovale du cerveau ; c'est le *sensorium commune* au-delà duquel tout est intelligence sans matiere.

Si l'ame ne peut se soustraire à l'action du *sensorium*, elle réagit sur lui, & le mouvement qu'elle imprime à ses fibres médullaires, s'étend quand elle veut jusqu'aux extrémités des nerfs ; cette réaction de l'ame constitue les passions, dont l'effet se porte sur toute l'économie animale, & lui communique des changements divers.

Le cœur, en se contractant, lance le sang dans les arteres, avec lui la chaleur & la vie ; le cerveau envoie dans les nerfs le feu principe qu'il sépare, il répand par-tout le mouvement & le sentiment ; on voit l'action du cœur, on évalue sa puissance ; celle du cerveau ne tombe pas ſous les ſens, quoiqu'elle ſoit très-forte dans l'épilepſie & le tétanos. Le reſſerrement des arteres favoriſe la circulation du ſang dans leurs extrémités; le fluide électrique qui remplit les nerfs, reçoit d'eux, ſans doute, un nouveau degré de mouvement : indépendamment de la force particuliere dont les fibres médullaires ſont douées, la maſſe entiere du cerveau, du cervelet, poſſede encore un mouvement très-ſenſible de dilatation & de contraction dû à nombre de vaiſſeaux ſanguins qui la pénetrent.

On ne peut attribuer directement au mouvement apparent du cerveau, l'impulſion particuliere du fluide qui produit le ſentiment dans les nerfs, la contraction dans les muſcles, & l'occaſion de penſer dans l'ame intellectuelle; les ſenſations & les idées ſuivroient la progreſſion de ce mouvement: le phtiſique qui meurt, ſent & penſe avec énergie; la dilatation & la contraction du cerveau ſont preſque nulles dans ces triſtes moments.

Telle eſt la nature des organes avec

lesquels l'homme sent, pense & agit; leur disposition particuliere les distingue en sens externe, en sens interne, en *sensorium commune*, & en sens intellectuel; en mouvements libres & involontaires. Le sens externe lie l'homme au systême du monde, il le transmet au déhors, il est sujet à erreur. Le sens interne met l'homme en rapport avec lui-même; il l'isole des objets qui l'entourent; il le fait jouir de son existence; il supplée dans quelques circonstances au sens externe & interne, quand ils viennent à manquer ou à s'affoiblir. Le *sensorium commune* réunit toute les impressions des sens externes & internes, il les grave en quelque maniere sur ses fibres médullaires, il est dans un rapport exact avec l'un & l'autre sens; il fait souvent les fonctions du premier en trompant l'ame par de fausses images; il veille sur toutes les parties de l'économie animale, & vient à leur secours quand un principe destructeur les menace ou les affecte. Le sens intellectuel tire du *sensorium* toute son activité morale, la perception qui lui est propre, bien différente de l'impulſion phyſique qui la fait naître, manifeſte la ſubſtance immortelle dans laquelle il repoſe ; il diſtingue eſſentiellement l'homme de la brute ; c'eſt lui qui a jeté les fondements des arts & des ſciences utiles, qui unit les hommes par la penſée & la foible créature avec le Dieu de l'univers.

De tous les temps on a formé des conjectures ſur la cauſe phyſique qui tranſmet au *ſenſorium* l'impreſſion faite aux organes des ſens. On a ſuppoſé dans le cerveau & les nerfs une élaſticité que l'expérience déſavoue ; on a eu recours à un fluide de différente nature dont on n'a jamais pu démontrer l'exiſtence, tandis que la ſévere obſervation prouvoit que les nerfs étoient dépourvus de cavité. Mes expériences dans la catalepſie & le ſomnambuliſme hyſtérique, montrent la préſence d'un fluide dans le cerveau & ſes prolongements ; elles manifeſtent ſon identité avec le feu élémentaire appellé fluide électrique, lorſqu'il jaillit d'un corps par le frottement, attire & repouſſe des ſubſtances légeres ; fluide conſtituant la lumiere lorſqu'il brille ; feu quand il brûle ; ſouffle ou vent quand il frappe légérement la main, & lui imprime une douce fraîcheur : c'eſt le prothée de la nature, l'ame du monde, il pénetre tous les corps, ſe meut avec plus de vîteſſe dans ceux d'un tiſſu denſe, que quand ils ſont remplis de pores & de cavités.

Expériences électriques ſur différentes parties du corps humain.

Le cerveau reçoit avec promptitude le fluide électrique, & lance de toute part des étincelles ſous l'excitateur : celles que l'on tire de la ſubſtance médullaire ſont plus brillantes & plus vives ; les couches des nerfs & d'autres éminences, donnent auſſi des étincelles plus fortes.

Seconde expérience.

Les membranes du cerveau, les os du crâne lancent des étincelles plus piquantes qu'aucune partie de ce viſcere.

Troisieme experience.

Le fluide électrique passe rapidement du cerveau dans l'estomac, n'ayant pour conducteur que les cordons de la huitieme paire de nerfs. Les étincelles tirées de l'estomac, font plus de bruit que celles du cerveau, particuliérement vers ses orifices & le long de ses courbures où se croisent les nerfs; on voit le fluide électrique s'écouler en gerbes brillantes de son orifice inférieur; la membrane veloutée laisse échapper ce fluide par tous les mamellons nerveux qui hérissent sa surface.

Quatrieme expérience.

Le nerf crural, avec ses branches principales, présente les phénomenes suivants: l'impulsion d'un air frais a plus d'un demi-pied de ses extrémités; un bouton lumineux à chacune d'elles; en approchant la main de l'extrémité principale, le bouton lumineux s'allonge en forme d'aigrette, & disparoît des autres branches. Cette flamme bleuâtre imprime sur la main une sensation distincte de chaleur, & quand on touche l'extrémité du nerf, une légere piqûre; en portant le doigt à trois ou quatre pouces de sa partie latérale, il fait un mouvement assez grand pour s'en approcher, & se replie pour présenter son extrémité; en touchant la partie latérale du nerf, l'étincelle qui jaillit est très-vive, très-piquante; si on coupe ce nerf en deux parties, on voit le fluide électrique sortir en rayons divergens & bien séparés des filets nerveux qui se montrent à ses extrémités.

Cinquieme expérience.

Le cœur lance des étincelles très-fortes; si on les excite dans les parties qui ne sont pas couvertes de graisse, les arteres sont plus étincellantes & plus lumineuses que les veines: les ramifications flottantes s'éloignent de l'axe de leurs troncs, le fluide dont on les remplit s'écoule avec rapidité; il devient lumineux.

Sixieme

Sixieme expérience.

Les poumons donnent des étincelles moins vives que le cerveau & les nerfs ; si on approche la main à trois ou quatre pouces de leur surface, elle est bientôt couverte d'humidité.

Septieme expérience.

Les muscles lancent le fluide électrique moins fortement que les nerfs ; on le voit s'écouler à l'extrémité des tendons sous la forme d'une aigrette brillante.

Huitieme expérience.

En approchant le doigt de la luette, je l'ai vue quelquefois se contracter avant que l'étincelle se manifestât.

Neuvieme expérience.

La peau donne des étincelles très-vives, les cheveux se hérissent ; si on plie légérement un de ses lambeaux, on obſerve, lorſque le fluide électrique le pénetre, un mouvement ſenſible pour l'étendre.

Dixieme expérience.

La matrice rend le fluide électrique comme les muſcles.

Onzieme expérience.

Les membranes tendineuſes, aponévrotiques, le tiſſu cellulaire même, les cartillages ſe chargent fortement du feu principe.

Douzieme experience.

De toutes les parties du corps humain, la ſubſtance corticale & médullaire du cerveau retiennent plus longtemps le fluide électrique, il n'eſt pas rare qu'une portion de la moëlle épiniere de la grandeur d'un pouce, donne encore des ſignes d'électricité après deux heures.

Treizieme expérience.

La graiſſe & la moëlle, renfermées dans la cavité des os, ſont idio-électriques.

Quatorzieme expérience.

Un muſcle tiré de la cuiſſe d'un jeune animal, dont le ventre, long de trois lignes, eſt terminé par un tendon mince, tranſparent de deux pouces, à peu près de longueur, preſſé légérement entre les doigts; l'extrémité du tendon repoſant ſur un corps idio-électrique, attire & repouſſe ſenſiblement pendant long-temps un fil délié : phénomene propre au fluide électrique en mouvement. J'ai eu ſoin en répétant pluſieurs fois cette expérience de procurer un calme total dans l'air avec un appareil convenable.

Toutes les parties ſolides & fluides du corps humain, ſont donc propres à recevoir le feu électrique, & à le communiquer les unes aux autres? Les organes d'un tiſſu ſerré, jouiſſant d'un plus grand ressort, lancent ce fluide avec plus de vigueur, & ces organes sont précisément ceux qui admettent dans leur composition une très-grande quantité de nerfs, tels que les os, les cartilages, les tendons, les ligaments, les aponévroses. Si dans l'état de santé ils ne se montrent pas sensibles & irritables quand on les touche avec des substances caustiques, ou qu'on les blesse avec un instrument, c'est sans doute parce que les nerfs y sont très-pressés les uns contre les autres, & modifiés de maniere à transmettre plus facilement le fluide électrique au déhors, qu'à le faire refluer du côté du cerveau, où s'opere le phénomene de la sensation. Une maladie vient-elle à relâcher le tissu de ces organes? ils manifestent alors leur excessive sensibilité, le plus souvent accompagnée d'accidents formidables, tels que l'inflammation, les convulsions, le délire, la gangrene & la mort.

Les parties qui présentent une certaine mollesse sans cavité, dont la composition paroît homogene, qui se prolongent après avoir été réunies en masse par de longs cordons dans toute l'habitude du corps, qui se perdent & se confondent dans les autres organes, qui se chargent très-facilement du fluide électrique, & le conservent plus longtemps, paroissent avoir été formées & destinées par la nature à recevoir le feu principe, à le répandre par-tout, à jouir seules du sentiment & du mouvement; ces parties sont le cerveau, le cervelet, la moëlle épiniere & les nerfs. Quand on considere avec attention la structure du cerveau, la lame compacte de la boîte osseuse qui le renferme, la force, le tissu serré des membranes qui le couvrent, les réservoirs aqueux pratiqués dans son épaisseur, communiquant les uns avec les autres, les contours qu'ils forment, leur parois relevées en bosses & arrondies; on ne peut se refuser à l'idée d'un appareil disposé avec art pour recevoir, conserver, accumuler le feu principe destiné à être lancé dans les nerfs ses conducteurs.

En admettant le fluide électrique

dans le corps humain, je ſuis bien éloigné de penſer qu'il ſe meuve dans le cerveau & ſes prolongements médullaires avec autant de rapidité qu'il s'élance d'un conducteur métallique dans le nerf crural ; ſa force relative aux parties qui le dégagent & le reçoivent, très-inférieure dans l'homme, ne lui permet que de légers effets en comparaiſon de ceux qu'il manifeſte quand il traverſe des milieux plus denſes & plus élaſtiques : depuis la ſenſibilité & l'irritabilité qu'il imprime à la fibre animale, juſqu'aux convulſions atroces, il eſt une gradation de mouvements qui comprennent tous les phénomenes que ce fluide opere dans les organes qui le captivent.

C'eſt à l'action du cerveau qui lance le fluide électrique dans les nerfs, que l'on doit attribuer la ſenſibilité & l'irritabilité, ces deux puiſſants reſſorts de toutes les fonctions de l'économie animale ; l'une & l'autre établiſſent entr'elles des différences trop marquées pour les confondre, quoiqu'elles aient le même principe. La ſenſibilité univerſellement répandue, mais partagée inégalement, n'eſt rien ſans la communication des nerfs avec le cerveau ; l'irritabilité exiſte indépendamment de cette communication, mais elle eſt foible & périt plus promptement.

Ceux qui ont ſuppoſé dans le cerveau & les nerfs un fluide auſſi ſubtile que la lumiere, n'ont pas tiré de l'activité qui lui eſt propre, tous les avantages qu'elle préſente pour développer le mécaniſme des ſenſations & du mouvement.

S'ils avoient conſidéré l'œil comme un globe que le feu principe anime, & les rayons de lumiere flottants dans l'athmoſphere comme le fluide électrique même, ils auroient ſu pourquoi les rayons lumineux qui viennent en divergeant ſur la premiere membrane de l'œil ſont fortement attirés & convergent avant que de toucher les points de ſa ſurface ; pourquoi la matiere électrique lumineuſe plie ſes rayons & les rapproche de plus en plus de la perpendiculaire, à meſure qu'elle pénetre les parties ſolides de l'œil & s'avance vers la rétine ; ils n'auroient vraisemblablement pas fait dépendre la sensation des objets de la percussion de cette membrane, dont le tissu muqueux n'offre point à l'idée cette élasticité exquise pour être ébranlée, & réagir contre le fluide qu'elle renferme ; ils auroient placé le principe physique de cette sensation distincte dans le choc des deux courants de matiere électrique affluante & effluante des mamellons nerveux de la rétine : en considérant ce qui se passe à l'extrémité opposée d'un conducteur, ils auroient jugé de la simultancité avec laquelle ce mouvement ébranle le *sensorium* ; ils auroient vu que la forme globuleuse des yeux est la plus propre à conserver le fluide électrique que le cerveau leur envoie, & à attirer celui qui est dispersé dans l'air ; ils auroient jugé que cet appareil nécessaire à la perception des objets, par l'entremise des nerfs optiques, n'exclue pas d'un autre organe la possibilité de transmettre au *sensorium* une impression encore plus parfaite des mêmes objets. L'observation confirmera que l'estomac modifié par le feu principe, jouit, dans la catalepsie & le somnambulisme hystériques, de ce singulier avantage.

Le sens de l'ouie est encore un phénomene d'électricité, qui dépend moins de la percussion de la portion molle des nerfs de la septieme paire, que de l'espece de mouvement que le fluide électrique qui s'échappe des corps sonores communique à celui qui anime les rameaux de ce nerf. L'air athmosphérique est, sans doute, nécessaire pour entretenir la vibration du feu principe qui traverse l'oreille; la nature a ménagé dans cet organe des espaces qui en sont remplis : elle a fait plus, pour le garantir des commotions violentes, elle a placé un conducteur de décharge qui porte de l'oreille interne dans la bouche le fluide électrique & l'air superflus; *c'est la trompe d'Eustache.* Les sensations de l'odorat, du goût & du toucher sont mixtes; des corps légers, unis au feu principe, pressent les extrémités plus fermes des mamellons nerveux qui ſont répendus à la ſurface externe & interne du corps.

Le principal phénomene de l'irritabilité eſt la contraction des muſcles. Si l'on ſuppoſe avec Boerhaave, que les les fibres muſculaires ſont formées par l'épanouiſſement des filets nerveux du cordon qui ſe plonge dans le muſcle, que le tendon eſt la réunion de ces filets; ſi l'on ſuppoſe en même temps que chaque filet nerveux eſt contourné en ſpirale, que dans l'interſtice des circonvolutions ſont logés les vaiſſeaux ſanguins, lymphatiques, le tiſſu cellulaire & la graiſſe; 1°. on trouvera la raiſon de la groſſeur du muſcle; 2°. de la couleur rouge de ſes fibres; 3°. de la diminution de ſon volume, quand le fluide électrique agit ſur les ſpirales, & les rapproche; 4°. de ſon raccourciſſement évalué à plus d'un tiers; 5°. de ſa pâleur; 6°. des rides qu'il forme; 7°. de la promptitude avec laquelle il revient à ſon premier état, lorſque l'action du cerveau ne ſe porte plus ſur lui, par la facilité que rencontre le feu principe à s'échapper à l'extrémité du tendon.

Il eſt prouvé qu'un corps en électriſation reçoit plus de fluide électrique qu'il n'en tranſmet, & que les affluances l'emportent en activité ſur les effluances; quand il n'exiſteroit pas dans le corps humain des puiſſances motrices ſuffiſantes pour rompre l'équilibre du feu qui l'anime, celui qui lui vient de l'athmoſphere par tous les points de ſa ſurface, produiroit victorieuſement cet effet. Voilà le principe de toutes les ſenſations dans l'homme, de la chaleur animale bien ſupérieure à celle de l'air; voilà le principe de tous les changements qui s'operent dans ſes organes ſenſibles & irritables, lorſque des cauſes particulieres augmentent ou diminuent l'électricité athmoſphérique; voilà la ſource des maladies contagieuſes, & le plus ſouvent funeſtes, que les affluances électriques dépoſent dans ſon ſein. La peſte qui ſe renouvella dans Milan, parce qu'un malheureux foſſoyeur ſecoua une corde chargée de pouſſiere, eſt encore un phénomene d'électricité plus terrible que le tonnerre, dont la force meurtriere ſe diſſipe ſans laiſſer après elle de miaſmes deſtructeurs.

Indépendamment de l'action que le cerveau & les nerfs exercent ſur toute l'économie animale, le corps humain, composé de vaiſſeaux & d'humeurs, de poids, de contre-poids, de léviers, ſoumis aux loix de la mécanique, obéit encore à une ſeconde puiſſance dont on a calculé la force & la vîteſſe : c'eſt le cœur. Toute l'antiquité a placé dans cet organe la chaleur & la vie. En effet, l'une & l'autre ſuivent la progreſſion de ſes mouvements. Les anciens n'ont été frappés que d'une partie des bienfaits de la nature ; le principe de chaleur repoſe non-ſeulement dans le tiſſu ſolide du cœur & des arteres, mais encore dans la partie rouge du ſang. C'eſt le frottement qui fait jaillir le fluide électrique des deux ſubſtances ; les obſtacles qu'il rencontre accroiſſent ſon mouvement ; chaque globule de fluide étincelle ; le ſang qui coule des veines dans l'obſcurité eſt non-ſeulement chaud, mais quelquefois lumineux.

La vîteſſe avec laquelle le feu principe eſt porté dans la premiere couche du cerveau, eſt modérée par une infinité de contours ; il ſe dépouille dans la ſubſtance corticale des parties étrangeres qui lui ſont unies ; elles pourroient bleſſer les fibres molles & tranſparentes de la ſubſtance médullaire, jeter le plus grand déſordre dans les organes du ſentiment & du mouvement, produire une apoplexie foudroyante, ſans laiſſer après elle de traces qui en manifeſtent la cauſe.

Fixons un moment nos regards ſur l'action du cœur & des arteres, dont les rameaux, auſſi nombreux que les nerfs, les accompagnent par-tout, & ſe perdent avec eux dans les parties ſenſibles & irritables. Subordonné à la contraction du cerveau, le cœur réagit ſur ce viſcere & porte quelquefois le trouble dans ſes fonctions : ces deux puiſſances réunies combinent leurs efforts pour produire la catalepſie hyſtérique ; elles conſtituent ſa cauſe prochaine, auſſi méconnue que les prodiges qu'elle enfante. Examinons la diſpoſition particuliere des arteres qui rampent dans le cerveau au voisinage des nerfs ; c'est le seul moyen de dissiper les ténebres qui la couvrent, d'éveiller l'attention sur les dangers qui l'accompagnent, de saisir les indications des secours propres à l'anéantir.

1°. Les nerfs olfactifs sont très-près d'un rameau artériel assez gros, détaché de l'artere calleuse, il se partage en deux ramifications ; l'une passe en-dehors, & sur les deux cordons médullaires qui forment ces nerfs ; l'autre se distribue sur la partie inférieure & antérieure des lobes du cerveau, en suivant la direction du rameau qui la fournit.

2°. Les nerfs optiques sont entourés d'un cercle artériel très-considérable, interrompu par la selle turcique. Les parties latérales de la réunion de ces nerfs se trouvent embrassées par les deux carotides internes ; leurs parties supérieures par les arteres calleuses qui s'anastomosent au moyen d'un canal très-court, & d'une grosseur assez considérable.

3°. Les moteurs des yeux passent

entre l'artere supérieure du cervelet, & la branche que jette la bifurcation du tronc basilaire des vertébrales, qui pénetre sous la face inférieure des hémispheres du cerveau : cette artere dans ce trajet enveloppe de toute part les bras de la moëlle allongée à leur entrée à travers l'ouverture antérieure de la tente du cervelet.

4°. Les pathétiques sont éloignés de l'artere supérieure du cervelet.

5°. Les trijumeaux n'ont à leur proximité aucune branche artérielle.

6°. Les moteurs externes unis aux arteres carotides, & baignés dans le sang du sinus caverneux, sont encore très-près dans le crâne de l'artere moyenne du cervelet.

7°. Les auditifs sont accompagnés d'une artere d'un volume médiocre qui sort du tronc basilaire des arteres vertébrales. Ce rameau artériel passe pardessus la portion molle des deux nerfs, se glisse entre l'un & l'autre cordon nerveux, & donne un rameau qui les accompagne dans le rocher.

8°. Les nerfs de la huitieme paire,

ou paire vague, n'ont aucune artere dans leur voisinage, & n'en rencontrent point dans leur trajet ; ils sont séparés à leur sortie du crâne du golfe de la veine jugulaire par une production cartilagineuse, quelquefois osseuse, qui divise le trou déchiré postérieuren deux parties inégales. Les nerfs accessoires *de Villis* passent en montant pour se rendre au trou déchiré postérieur sur les vertébrales avant leur réunion pour former le tronc basilaire.

9°. Les nerfs de la neuvieme paire, ou les gustatifs, sont situés entre la partie inférieure de la moëlle allongée & l'artere inférieure du cervelet, avant que de s'engager dans le trou condiloïdien antérieur.

10°. Les nerfs sous occipitaux, à leur naissance de la moëlle épiniere, embrassent par plusieurs filets les arteres vertébrales à leur entrée dans le crâne, & se jettent dans la même embouchure qui donne passage à ses arteres.

L'injection des carrotides distent toutes les arteres qui rampent à la surface du cerveau & pénetrent à travers ses

ſes replis ; en examinant ſans prévention les rameaux ſitués au-deſſus des cordons nerveux, on voit qu'ils en en compriment pluſieurs, avec d'autant plus d'efficacité, qu'ils ne ſont point encore détachés de la ſubſtance médullaire, & n'ont pas reçu l'enveloppe à laquelle ils doivent leur ſolidité.

Pluſieurs cauſes concourent dans l'affection hyſtérique eſſentielle à porter une plus grande quantité de ſang vers les extrémités ſupérieures, à l'accumuler dans les ſinus nombreux du cerveau, en oppoſant à ſon retour des obſtacles que les efforts de la nature ne peuvent pas toujours ſurmonter. 1°. Les convulſions atroces précipitent le mouvement du ſang dans les veines, & le font refluer plus promptement du côté du cœur ; cet organe irrité, le lance avec vigueur & à coups redoublés dans les carotides ; tandis que toutes les parties du corps ſe chargent d'une électricité ſuperflue, les ſinus du cerveau, qui n'ont point à leur voiſinage de muſcles pour favoriſer leur contraction, reçoivent avec excès le ſluide vital ; 2°. le ſpaſme des viſceres du bas-ventre ; 3°. un principe ſtimulant la ſubſtance même du cerveau ſont encore des cauſes qui appellent une plus grande quantité de ſang dans ſes vaiſſeaux.

La rougeur, la tuméfaction du viſage, la vivacité des yeux, la douleur aigue de la tête & de l'eſtomac, la chaleur piquante répandue ſur le frond, la poitrine & les bras, le froid des extrémités inférieures ; l'impulſion de la nature qui entraîne la femme hyſtérique vers les corps propres à abſorber le feu qui la dévore, & la force de s'éloigner des perſonnes qui la ſecourent, ſont les effets combinés du ſang chaſſé avec violence vers les parties ſupérieures, & de la quantité ſurabondante de fluide électrique que le frotement dégage.

C'eſt au milieu de l'orage que ſe forment les cauſes qui s'oppoſent au retour du ſang des ſinus du cerveau au cœur ; elles ſe manifeſtent par des ſignes effrayants, lorſque les convulſions affectent les muſcles du col, de la poitrine & du diaphragme ; la reſpiration qui s'affoiblit & manque tout à coup, fixe le mouvement du ſang dans la veine cave deſcendante, elle le fait même refluer dans les ſinus, tandis que le cœur épuiſe ſes derniers efforts ſur les arteres du cerveau. On juge avec certitude de leur engorgement par la plénitude & la tenſion des vaiſſeaux ſitués ſous la peau, la rougeur des yeux fixes & proéminents, la couleur d'un rouge violet, & quelquefois plombée des levres, des joues & du frond, la tuméfaction du col & de la face, la privation du ſens externe qui ſuccede à cet affreux état; & plus ſûrement encore par l'apoplexie qui enleve quelques malades avec épanchement de ſang ſur le cerveau: l'inſpection anatomique confirme tous ces ſignes, elle montre la diſtention exceſſive des ſinus, avec des grumeaux de ſang dans leur cavité.

Comparons les accidens qui doivent néceſſairement réſulter de la compreſſion des nerfs à leur origine, par l'engorgement des ramifications artérielles qui rampent à leur voiſinage, avec les ſymptômes de la catalepſie, & nous reconnoîtrons qu'ils ſont abſolument les mêmes; que la perte du mouvement, du ſentiment & de la connoiſſance qui ſuccede à cet engorgement, eſt la catalepſie proprement dite; que l'immobilité du *ſenſorium* eſt une chimere; que les phénomenes conſignés dans la premiere partie de mon mémoire lui ſont eſſentiellement unis, & que pluſieurs auteurs les ont obſervés ſans en ſoupçonner la cauſe.

1°. Les nerfs olfactifs, comprimés par un rameau de l'artere calleuſe, ne recevront pas aſſez de fluïde électrique pour animer la membrane pituitaire; l'odorat ne ſubſiſtera plus: ce ſens eſt nul dans la catalepſie.

2°. Les nerfs optiques, preſſés à leur réunion par un cercle artérielle très-fort, la rétine ſera abſolument inſenſible: le cataleptique ne voit pas.

3°. Les moteurs communs des yeux reſſerrés par deux arteres, ne pourront opérer la contraction des muſcles releveurs, abaiſſeurs, abducteurs & petits obliques; les yeux du cataleptique n'exécutent aucun des mouvements qui ſont propres à ces muſcles.

4°. Les pathétiques, trop éloignés de l'artere ſupérieure du cervelet pour être comprimés, contracteront les muſcles grands obliques dans leſquels ils ſe perdent; ils rapprocheront le globe de l'œil de l'angle interne, ils lui feront exécuter un demi-tour ſur ſon axe: en élevant les paupieres d'un cataleptique, on eſt frappé de ce phénomene.

5°. Les nerfs de la cinquieme paire, ou les trijumeaux, n'ont à leur voiſinage aucune ramification artérielle, ils porteront le fluide électrique dans les muſcles orbiculaires; les paupieres ſeront cloſes; ils contracteront au beſoin les muſcles des levres, du nez, des joues, du front & de la langue: on obſerve les effets de cette contraction chez le cataleptique, lorſqu'on fait parvenir dans le *ſenſorium*, des idées propres à exciter la réaction du ſens intellectuel ſur cet organe.

6°. Les nerfs de la ſixieme paire, ou les moteurs externes, comprimés par les carotides, & encore par le ſang qui ſurabonde dans le ſinus caverneux, ne lanceront plus de feu principe dans les muſcles abducteurs; dans la catalepſie, le globe de l'œil n'eſt jamais porté vers l'angle externe des orbites.

7°. La portion molle de la ſeptieme paire, foulée par un rameau artériel du tronc baſilaire des vertébrales, ne recevra pas ſuffiſamment de fluide électrique pour tranſmettre au *ſenſorium* la vibration des corps ſonores; la ſurdité ſera abſolue: l'expérience prouve que le cataleptique n'entend pas. La portion dure de ces nerfs ne peut être comprimée que dans le rocher, mais comme elle jouit d'un tiſſu plus ferme, il eſt probable quelle pourra encore animer, avec quelques ramifications des trijumeaux, les mêmes muſcles auxquels elle ſe diſtribue.

8°. Les nerfs de la huitieme paire n'ont à leur origine dans le cerveau aucune artere qui puiſſe les comprimer; en ſortant du crâne, ils donnent des filets aux muſcles de la langue, du pharinx, & du larinx, ils s'uniſſent au ganglion ſupérieur de l'intercoſtal,

& fourniſſent des rameaux aux muſcles du col. Arrivés dans la poitrine, il ſe détache de ces nerfs un filet qui remonte le long de la trachée artere juſqu'au larinx & au pharinx, où il ſe diſtribue. Les nerfs de la huitieme produiſent encore d'autres filets qui s'uniſſent avec des rameaux de l'intercoſtal, pour aller enſemble au-deſſus du cœur former un entrelacement de fibres nerveuſes nommé plexus cardiaque. On obſerve dans le trajet de ces cordons nerveux, derriere les poumons, des rameaux qui s'entre-croiſent, produiſent un plexus qui ſuit la route des bronches, & ſe diſtribue dans tout l'intérieur de ce viſcere. Après avoir fournis les nerfs pour le plexus pulmonaire, les deux troncs de la huitieme paire ſe rapprochent, ſe collent ſur l'œſophage, envoient des filets nerveux au médiaſtin, à l'aorte, & aux parties voiſines. Le tronc du côté droit gagne la partie poſtérieure de l'œſophage, & celui du côté gauche l'antérieure; ils traverſent dans cette poſition la cloiſon charnue du diaphragme, ſe diviſent en quatre rameaux, dont les trois premiers se jettent sur la partie supérieure & postérieure de l'estomac, le quatrieme sur la partie antérieure & postérieure ; ils prennent le nom de nerfs stomachiques, se perdent ensuite, & se confondent avec les nerfs intercostaux pour former les plexus hépatique, splénique, réneaux, mésentérique, &c.

Telles sont les routes que parcourt la huitieme paire de nerfs, sa jonction avec les intercostaux la lie pour ainsi dire avec tout le systême nerveux ; elle établit entre les organes auxquels elle se distribue, & les autres visceres, une sympathie conservatrice, sympathie dont on ignore le mécanisme & les loix, mais qui ne trompe point le cataleptique dans les prédictions étonnantes qu'il forme sur son état, tandis qu'elle ne permet au médecin que de foibles conjectures sur les effets qu'elle produit.

Le cerveau, surchargé de feu principe, réunira tous ses efforts sur les cordons nerveux & libres de la huitieme paire, il le lancera dans les parties intérieures ; elles jouiront d'une électricité positive très-forte, & la surface du corps sera électrisée négativement. A la perte de la vue, de l'ouie, de l'odorat & du goût, les cataleptiques joignent encore la privation du sens le plus étendu, celui du toucher ; c'est en vain qu'on irrite la peau, ses nerfs paralysés ne communiquent plus avec le *sensorium*. Cependant les extrémités des doigts possedent toute la finesse du tact. Ce phénomene, qui n'a été consigné nul part, dépendroit-il de la communication de quelques rameaux de la paire vague avec le nerf cutanné, ou du fluide électrique qui tend à s'échapper par toutes les pointes d'un corps électrisé ?

Tandis que le froid & une insensibilité mortelle, signes d'électrité négative, regnent à la surface du corps, & que les muscles sont dans le relâchement, le feu principe développe à l'intérieur toute sa puissance. La tumeur qui souleve l'épigastre au moment où la catalepsie s'annonce & s'évanouit avec elle, la grande quantité de nerfs que la huitieme paire distribue à l'estomac manifestent l'action du fluide électrique, principalement sur ce viscere. Il en contracte les orifices & se mêle à l'air raréfié dans sa cavité ; l'effort constant du *sensorium* sur ses membranes dispose un appareil électrique dans cet organe, dont les effets paroîtront autant de prodiges, parce qu'ils s'operent dans un globe vivant doué d'une sensibilité exquise, & sur lequel la nature a jeté un voile impénétrable.

Le phénomene singulier de la vision dans l'estomac des cataleptiques ne peut s'expliquer par les principes des physiciens sur la lumiere ; mais les principes de cette théorie ne sont-ils pas rejetés eux-mêmes par la mollesse de la rétine, & la mucosité de cette membrane n'est-elle pas plus propre à éteindre le mouvement lumineux qu'à le propager au *sensorium* ? Cette théorie, qui n'a aucun égard au fluide électrique, dont les yeux des nyctalopes éteincellent à travers les ténebres, développe-t-elle bien la cause mécanique qui leur fait distinguer les objets au milieu de la nuit ?

En réduiſant toutes les ſenſations à celle du toucher, les phyſiciens qui la défendent ne ſont-ils pas obligés d'établir un fluide pour la lumiere, un autre pour le ſon, tandis que mes expériences dans la catalepſie prouvent que le feu principe produit l'un & l'autre? Armé de cette vérité, conduit par l'obſervation, je hazarde de nouveaux principes ſur la lumiere, les phoſphores & les corps tranſparents; ils ſerviront de baſe au ſyſtême qui m'a paru faire rentrer dans l'ordre naturel des prodiges que l'on a attribué dans tous les ſiecles à un pouvoir ſupérieur. Je ne les rapprocherai ces principes, qu'autant qu'il ſera néceſſaire pour expliquer la nyctalopie, phénomene qui a les plus grands rapports avec la faculté que poſſedent l'eſtomac des cataleptiques & des ſomnambules de tranſmettre au *ſenſorium* l'image lumineuſe des corps plongés dans ſa ſphere d'activité.

1°. L'eſpace & les objets ne ſeroient rien pour l'homme, s'il n'exiſtoit un principe matériel qui en éclaire & colore toutes les parties.

2°. Ce principe matériel eſt le fluide électrique, il réunit toutes les propriétés que l'on reconnoît à la lumiere, il ſe montre à la ſurface & au-dedans des corps, il remplit l'eſpace ; l'imagination ne peut lui aſſigner des bornes.

3°. Je déſignerai, ſous le nom de fluide électrique externe, le feu principe répandu dans l'athmoſphere & les corps inanimés ; j'appellerai fluide électrique interne, celui qui exiſte dans l'homme & les animaux vivants, n'entendant établir aucune différence ſpécifique entre l'un & l'autre.

4°. Les parties homogenes qui compoſent le fluide électrique externe & interne ſont toujours en mouvement ; ce mouvement fait partie de celui qui conſtitue la lumiere.

5°. Le mouvement propre des deux fluides eſt augmenté par l'action du ſoleil, des corps céleſtes & de la terre ; le fluide électrique interne eſt ſoumis de plus à une autre puiſſance qui le modere & le dirige : c'eſt le cerveau & les nerfs.

6°. Lorſque les fluides électrique,

externe & interne ſe choquent, il réſulte dans les deux courants une augmentation de mouvement qui conſtitue la lumiere.

7°. Le choc doit ſe faire dans le fond de l'œil, à la ſurface de la rétine, & poſſéder un degré déterminé de force pour produire dans le *ſenſorium* l'impreſſion de la lumiere, dans le ſens intellectuel la perception de la grandeur, de la figure, de la couleur & de la ſituation des corps.

8°. Dans le phénomene de la vue, les deux courants électriques ſe meuvent en ſens contraire; le choc ſe fait près de la rétine, lorſque le globe de l'œil eſt bien conformé.

9°. Le mouvement du ſoleil, l'action du cerveau & des nerfs optiques, ſont les cauſes de ce mouvement en ſens contraire.

10°. Si l'intenſité de ces deux cauſes motrices augmente ou diminue dans une proportion relative, le choc qui rend les deux courants de fluide électrique lumineux ſubira la même révolution; il meſurera conſéquemment toutes les nuances de lumiere, depuis l'aurore jusqu'au crépuscule.

11°. L'une de ces causes cesse-t-elle d'agir sur le fluide électrique externe ou interne, le phénomene de la vue ne subsistera plus. Quand le soleil est enfoncé sous l'horizon, ou lorsque le cerveau n'exerce plus d'action sur le globe de l'œil, le *sensorium* ne peut recevoir l'impression de la lumiere.

12°. Si l'une des causes désignées s'affoiblit, & que l'intensité de l'autre augmente, la sensation de la lumiere aura toujours lieu; elle sera même portée à un degré de perfection que l'observation seule peut apprendre.

13°. L'électrisation plus forte du globe de l'œil, en augmentant le mouvement du feu principe externe, supplée à l'action du soleil; il se précipite sous le nom de matiere électrique affluante du côté de la retine, & produit, à la surface de cette membrane, un choc suffisant pour être lumineux. C'est d'après ce principe que les nyctalopes, qui ont le globe de l'œil plus gros, plus arrondi, jouissent réellement de la ſenſation de la lumiere au milieu des ténebres, diſtinguent, ſaiſiſſent & dévorent leur proie, qui ne peut être apperçue par les autres eſpeces d'êtres vivants : l'éclat phoſphorique dont brillent leurs yeux n'eſt-il pas l'effet de la rapidité avec laquelle le fluide électrique interne ſe meut dans leurs membranes, & le ſigne certain d'une électriſation plus forte ?

Le même choc qui produit pour les nyctalopes la ſenſation de la lumiere au milieu des ténebres, excite quelquefois dans l'homme attentif une eſpece d'impreſſion dans le *ſenſorium*, & une ſuſpenſion de l'action muſculaire qui le ſauve d'une colliſion offenſante; il n'eſt peut-être perſonne qui n'ait éprouvé ce tact intérieur & ne ſe ſoit arrêtée dans l'obſcurité tout près du corps ſur lequel elle alloit ſe bleſſer.

14°. Lorſque le choc des courants électriques ſe fait à la ſurface de la rétine avec trop de violence, par l'intenſité des cauſes qui accroiſſent le mouvement des fluides électriques externe & interne, la lumiere eſt accompagnée d'une ſenſation de chaleur qui bleſſe la rétine & le *ſenſorium* ; elle ne produira pas la perception diſtincte des objets.

C'eſt encore vraiſemblablement d'après ce principe que les nyctalopes ſouffrent & ne diſtinguent plus les corps, lorſque le ſoleil élevé ſur l'horizon accélere le mouvement du fluide électrique externe; mais la nature a pourvu à cet accident par la membrane clignotante, qui recouvre le globe de l'œil.

15°. Tous les corps renferment dans leurs pores une quantité de feu principe plus ou moins grande ; ils doivent donc être conſidérés comme phoſphoriques.

La découverte des phoſphores eſt ſi prodigieuſement augmentée, par les ſoins des phyſiciens, qu'on peut avancer que toutes les ſubſtances des trois regnes ſont phoſphoriques ou lumineuſes.

16°. Le phorſphore eſt un corps en électriſation, il poſſede des effluances & affluances ; elles ſe choquent à ſa ſurface & dans ſes pores ; elles produi-

ſent

ſent une multitude de centres plus ou moins lumineux.

17°. Tous les corps ne poſſedent pas la vertu phoſphorique au même degré ; leur contexture reſtreint plus ou moins le mouvement du feu principe qu'ils renferment. Il ſera aſſez actif dans quelques-uns de ces corps pour briller dans l'obſcurité, ſans qu'on ſoit obligé de les échauffer, de les frotter ou de les déſorganiſer ; condition indiſpenſable pour une infinité d'autres.

18°. La faculté d'appercevoir l'éclat dont brille les phoſphores, dépend du degré d'électriſation du globe de l'œil, proportionnée à celle des corps phoſphoriques : le nyctalope ou l'être qui approche le plus de cet état, en découvrira un très-grand nombre ; il peut exiſter telles conditions dans un organe que tous les corps ſoient lumineux pour lui.

19°. Pour appercevoir un corps phoſphorique dans l'obſcurité, il eſt néceſſaire que les chocs électriques, produits à ſa ſurface & dans ſes pores, puiſſent être tranſportés ſur la rétine, & qu'ils possèdent une activité suffisante pour produire la sensation de la lumiere. Ils seront réfléchis sur cette membrane, si le globe de l'œil se trouve plongé dans leur sphere d'activité, & ils y feront naître la lumiere s'il jouit d'une électrisation relative.

La matiere électrique affluante, qui se porte sur le corps phosphorique, est renvoyée par la réaction de la matiere effluante sur le globe de l'œil; son mouvement augmenté par le choc à la surface du phosphore, s'accroît encore à proportion de ce qu'elle approche de l'œil & de la rétine; il se forme en conséquence de nouveaux chocs à la surface de cette membrane, bien supérieurs aux premiers; tels enfin qu'ils font naître la sensation de la lumiere, si le phosphore est le ver luisant, ou la pierre de Bologne, exposée, avant l'expérience, au grand jour.

Tous les phosphores, comme nous l'avons observé, n'ayant pas la même activité d'électrisation, il faudra; pour les appercevoir, que celle des yeux augmente; ainsi les nyctalopes découvriront dans l'obſcurité l'éclat de la pierre de Bologne, ſans la précaution d'animer le mouvement inteſtin du feu qu'elle renferme en l'expoſant au grand jour. L'expérience prouve que les hommes qui jouiſſent en partie de cette faculté, voient briller, pendant la nuit, des ſubſtances que les autres ne ſoupçonnent pas être lumineuſes, & il ne faudra donc pas croire dans le délire les malades, agités d'une fievre violente, très-propre à augmenter l'électriſation des yeux, lorſqu'ils voient avec une inquiétude extrême les objets qui les entourent comme s'ils étoient en feu.

20°. Les corps tranſparents ſont des corps en électriſation, qui tranſmettent d'une ſurface à l'autre les chocs de la matiere effluante & affluante.

21°. Tous les corps étant plus ou moins en électriſation par l'activité propre du feu principe qu'ils renferment, & par l'action de la puiſſance univerſelle qui agit ſur eux, il n'en eſt aucun qui, de ſa nature, ne ſoit tranſparent.

22°. Pour que les chocs électriques formés à la surface d'un corps soient transmis à l'autre, il faut, 1°. que les surfaces aient les mêmes rapports d'égalité ; 2°. que l'épaisseur intermédiaire jouisse de la même densité ; 3°. qu'elle ne soit pas assez considérable pour amortir le mouvement rétrograde du fluide électrique ; 4°. que les chocs qui s'operent à la derniere surface soient doués d'une force telle, qu'en se répétant sur la rétine, ils puissent produire, dans le *sensorium*, l'impression de la lumiere ; dans l'ame intellectuelle, la perception des corps transparants, & l'image de ceux que les chocs réfléchissent.

Il suit de ces principes, 1°. qu'on peut, par l'addition du fluide électrique, ou en lui procurant un plus grand mouvement, rendre un corps, que l'on juge opaque, transparent. L'expérience vient à l'appui de cette assertion ; l'huile qui contient beaucoup de feu principe, appliquée à la surface d'un papier, le rend transparent ; une couche de cire d'Espagne, d'une ligne d'épaisseur, placée à la ſurface interne d'un globe de verre, & mis en électriſation, perd ſon opacité. 2°. Que le verre le plus tranſparent jouira foiblement de cette propriété, ſi l'on terni une de ſes ſurfaces avec un corps quelconque propre à détruire l'égalité des chocs d'une ſurface à l'autre, ou ſi l'on augmente ſon épaiſſeur, ou ſi l'on mêle à ſa ſubſtance des corps d'une denſité inégale ; en ſorte qu'il n'eſt aucun corps tranſparent qu'on ne puiſſe rendre opaque par l'addition des mêmes parties, & aucun corps opaque qui ne devienne tranſparent par le retranchement de ſes parties ; l'or, qui eſt de toutes les matieres connues la plus denſe, n'eſt-il pas rendu tranſparent, lorſqu'il eſt aminci juſqu'à un certain point. 3°. Que la tranſparence des corps, ainſi que l'éclat lumineux des phoſphores, eſt relative à l'électriſation du globe de l'œil ; que les chocs communiqués d'une ſurface à l'autre, qui ne poſſéderont pas aſſez de force pour ébranler le fluide électrique de la rétine d'un œil diurne, ſe feront ſentir au nyctalope,

& plus vivement encore à l'eſtomac des cataleptiques. 4°. Que le verre un peu épais, ou les autres corps idio-électriques, réſiſtant beaucoup plus à l'électriſation communiquée, feront, pour les nyctalopes & les cataleptiques, des corps véritablement opaques, tandis que les autres feront l'office de tranſparents ; auſſi les ſubſtances qu'on renferme dans des verres épais, n'excitent, dans l'eſtomac des cataleptiques, ni la ſenſation de la vue, ni même celle du goût ; le vaiſſeau de verre qui les contient eſt-il ouvert par le haut? Je me ſuis aſſuré, par des expériences multipliées, que le fluide électrique qui s'échappe par cette ouverture, emporte avec lui dans leur eſtomac le principe matériel de la ſaveur & de l'odeur, & que de cette maniere les cataleptiques acquerent la connoiſſance de ces ſubſtances.

Les principes que je viens d'établir ſur la lumiere, tirent l'organe, formé pour voir, de l'inertie à laquelle les autres ſyſtêmes l'ont condamné ; il concourt de toute ſa force d'électriſation à la production du mouvement lumineux, & nous avons observé que cette force, chez les nyctalopes, crée la lumiere au milieu des ténebres. Nous ajouterons que la fievre, l'inflammation de la corroïde, la rage, en augmentant l'électrisation du globe de l'œil, ont rendus quelques personnes nyctalopes. Si l'action du cerveau, qui lance le feu principe dans les nerfs optiques, est la cause de cette électrisation, pourquoi, lorsqu'elle vient à cesser, dans la catalepsie, par la compression de ces mêmes nerfs, l'énergie très-forte du cerveau ne se replieroit-elle pas sur la huitieme paire, & n'établiroit-elle pas dans l'estomac un foyer électrique d'une activité encore supérieure? La forme arrondie de ce viscere, la tension de ses membranes, par le développement de l'air qui remplit sa cavité, lui donnent, ainsi qu'à l'œil, les mêmes avantages pour accumuler, concentrer le fluide électrique interne, attirer celui qui est dispersé dans l'air, qui repose à la surface & dans l'intérieur des corps,

Si la lumiere naît du choc des deux courants, près des mamellons nerveux de la rétine, la membrane interne de l'estomac n'est-elle pas toute hérissée de houpes nerveuses qui laissent échapper le feu principe ? Dira-t-on que la structure de l'œil est nécessaire pour faire naître cette sensation ? Mais il est prouvé qu'on peut en retrancher quelques parties intérieures, sans le priver de la lumiere. La perception distincte des objets dans le sens intellectuel, étroitement liée avec toutes les parties de l'image formée sur la rétine, pourroit-elle être communiquée par un viscere dépourvu d'iris, de cristallin, d'uvée, &c. ? Mais toutes les pieces qui entrent dans la structure de l'œil sont-elles donc absolues à la composition de cette image ? La chambre obscure, au fond de laquelle le feu principe dessine & colore des tableaux ravissants, est-elle construite dans les mêmes proportions ? Le globe de verre, enduit intérieurement d'une couche épaisse de cire d'Espagne, ne transmet-il pas, à travers l'enveloppe opaque, l'image, en partie lumineuſe, de la main qui repoſe à ſa ſurface ?

L'eſtomac, dans la catalepſie, poſſede donc, à un degré ſupérieur, toutes les vertus du globe de l'œil dans la plus forte électriſation ; il lance autour de lui le feu qui l'anime, & reçoit des parties intérieures des courants de matiere électrique que le choc rend lumineuſe ; l'ame intellectuelle, ébranlée par le *ſenſorium*, jouit, pour la premiere fois, de l'étonnant ſpectacle des viſceres ſitués dans la poitrine & le bas-ventre, elle réagit ſur le *ſenſorium* ; tous les muſcles de la face expriment les traits d'une ſurpriſe mêlée d'effroi. Ce caractere fortement retracé dans la catalepſie hyſtérique, montre d'un côté l'activité du *ſenſorium*, que l'on a jugé immobile, & de l'autre le défaut de compreſſion de la part des arteres ſur les cordons nerveux deſtinés à porter le fluide électrique dans les muſcles de la face.

Si l'on queſtionne la femme cataleptique ſur la cauſe de ſon étonnement, la deſcription qu'elle fait des organes plus ou moins lumineux qu'elle contemple, de leur ſtructure, de leur forme, de leur ſituation reſpective, de leur mouvement, ajoute à la preuve phyſique de ce phénomene toute la force que l'aſſertion morale peut lui donner. Détournée par la converſation, ſa phyſionomie prend un autre caractere, elle devient attentive à ce qui ſe paſſe autour d'elle; les effluances électriques qui s'échappent de l'eſtomac dans l'athmoſphere, mettent en mouvement le feu principe répandu à la ſurface & dans l'intérieur des corps; il ſe précipite en rayons divergents dans le foyer qui les attire; ils peignent, ſous une forme plus ou moins phoſphorique ou tranſparente, l'image de ces mêmes corps, & dans des proportions plus grandes que ſur la rétine.

A la faculté de voir, l'eſtomac des cataleptiques joint encore celle d'entendre, de ſentir & de goûter. Les expériences que j'ai faites pour intercepter le principe matériel de ces trois ſens, avec des corps idio-électriques, prouvent qu'il eſt abſolument le même.

On composeroit un volume, si l'on entroit dans tous les détails nécessaires pour développer la cause physique de ces sens; je me bornerai à observer que, subsistant dans l'estomac, lors même que celui de la vue ne s'y trouve plus, ils supposent moins d'énergie dans la cause qui met en mouvement le fluide électrique externe, & une électrisation moins forte dans l'organe qui doit en recevoir l'impression. Les corps sonores agissent donc plus foiblement sur le feu électrique, renfermé dans leurs pores, que les plateaux ou les globes qui tournent rapidement sur leurs axes; & l'oreille, par sa structure, n'est pas si propre à recevoir du cerveau une aussi grande quantité de feu principe que l'œil même. L'odorat & le goût, phénomenes électriques, naissent encore de l'application immédiate des particules déliées des substances sapides & odorantes sur les houppes nerveuses de l'estomac. Les téguments qui recouvrent ce viscere leur refuseroient-ils un passage? Les membranes de l'œuf admettent bien avec le fluide électrique du coq les molécules ſubtiles de la ſemence qui fécondent le germe.

Deux foyers principaux de fluide électrique concourent à produire les phénoménes phyſiques & moraux de la catalepſie ; l'un eſt placé dans le cerveau, & l'autre dans l'eſtomac ; ils ſont dans une action continuelle, & la volonté exerce ſur eux ſon empire. Le premier communique plus d'énergie aux fibres médulaires qui compoſent le *ſenſorium* ; il exalte les facultés du ſens intélectuel. Le ſecond appelle dans l'eſtomac toutes les vertus du ſens externe, il les porte à un degré de perfection inconcevable ; & juſqu'à ce que le feu principe qui l'anime ſoit épuiſé, les cataleptiques continuent à être dans un rapport plus parfait avec eux-mêmes & les objets qui les entourent.

Les avantages que l'homme retire du ſens interne ſe bornent à quelque appétit, à une ſenſation confuſe de l'équilibre qui regne entre les viſceres, à une eſpece de tact intellectuel qui ne ſauroit lui apprendre quelle peut en être la durée. Eſt-il malade, il éprouve, depuis l'anxiété jusqu'à la douleur, une gradation de symptômes qui lui font pressentir la rupture de cet équilibre ; mais ils le laissent dans l'incertitude sur la nature & les principes du désordre, sur les visceres, essentiellement affectés & l'événement. La catalepsie donne à ce sens aveugle un œil perçant, il voit l'atome destructeur dans les plus petits vaisseaux, il distingue à travers le tissu des organes les visceres qui en alterent les fonctions ; une obscurité plus ou moins grande, couvre les parties dans lesquelles le mouvement vital s'affoiblit ou s'éteint ; elle se répand comme un voile funebre sur celles qui sont à leur voisinage, ou qui correspondent plus particuliérement avec elles ; l'ame ébranlée par ces vives images, calcule en un instant la grandeur du désordre, & le degré de force qu'elle peut lui opposer ; elle prédit une suite d'accidents, pendant le cours de l'affection hystérique, qui se montrent communément aux époques déterminées ; si elle appelle à son aide des secours étrangers pour les prévenir, ou en abréger la durée, elle les choisit parmi les substances les plus propres à absorber le feu principe dominant dans un organe, ou à le détourner sur ceux qui en sont dépourvus.

Le sommeil produit des rêves qui en imposent la catalepsie ; & le somnambulisme en enfantent de plus séduisants encore, & de cette source partent une foule d'erreurs que l'on a pris pour des vérités inspirées. Les rêves supposent une électrisation plus forte dans le *sensorium commune* que dans les organes du sens externe & interne ; l'énergie du *sensorium* chez les somnambules, n'est pas toujours contrebalencée par une activité égale dans l'estomac, sur-tout lorsque ce symptôme de l'affection hystérique approche de sa fin : aussi les rêves prophétiques & mensongers ne se manifestent que tard, & souvent ils n'ont pas le loisir de les finir, mais les cataleptiques ne manquent jamais de les reprendre, dans l'accès suivant, & d'articuler le reste du mot dont ils n'avoient prononcé que peu de syllabes. La folie à laquelle cette maladie dispose, paroît avoir la même cauſe prochaine : l'électriſation dominante & ſoutenue du *ſenſorium* trompe habituellement l'ame intellectuelle, en lui offrant des images qui ne lui ſont point communiquées par le ſens externe, & l'obſervation prouve que la méthode barbare de fuſtiger les fous, de les ſubmerger, juſqu'à extinction, pour ainſi dire, du principe vital, a eu les plus grands ſuccès en diminuant l'électricité ſpontanée, en rétabliſſant les rapports électriques entre les organes des ſens.

On cherche quelquefois, au réveil, à ſe rappeller toutes les circonſtances d'un ſonge impoſant ; l'attention avec laquelle on en ſuit la réminiſcence rétabli, dans le *ſenſorium*, le même degré d'électriſation. Quelqu'effort que faſſe le ſomnambule éveillé, jamais la volonté, ſecondée de l'attention la plus forte, ne ſauroit rappeller dans le cerveau une électricité équivalente ; il oubliera donc néceſſairement ſes penſées & ſes actions, juſqu'à ce qu'un nouvel accès de catalepſie le replaçant au même état, la volonté dont il jouit lui retrace les mêmes images.

Quand on est enseveli dans une méditation profonde, on n'exerce aucun mouvement musculaire, ou les organes qui étoient déjà en mouvement continuent d'agir sans que l'ame s'en apperçoive. Dans cet état, la volonté qui modifie le *sensorium* à lancer le fluide électrique dans les muscles, ne peut exister pour ordonner d'autres mouvements ; mais les premiers subsistent parce que le *sensorium* conserve l'impression qu'il a reçue ; c'est ainsi que tout homme qui sort de chez lui avec le projet de se transporter à une lieue, marche, en causant avec ses amis, sans s'occuper à entretenir le mouvement de ses jambes.

Voilà le principe d'après lequel l'ame vivement frappée dans la catalepsie par les objets nouveaux que lui présente le sens interne, conserve le jeux des muscles déjà en contraction, & ne s'occupe point à mouvoir les autres, quoiqu'elle les tienne sous sa puissance ; on

se

ſe convaincra de cette vérité en propoſant au cataleptique de changer d'attitude ; il prend lentement, comme quelqu'un de très-occupé, celle qu'on lui indique. L'immobilité du *ſenſorium*, la privation des mouvements volontaires, ſont donc autant d'erreurs qui doivent être retranchées de l'hiſtoire de cette maladie.

Lorſqu'on éleve ou fléchit le bras d'une perſonne en ſanté, les muſcles ſe contractent moins fortement, il eſt vrai, que ſi la volonté elle-même commandoit ces mouvements ; dans cette circonſtance, la cauſe qui ſtimule le *ſenſorium* à envoyer une plus grande quantité de fluide électrique dans les muſcles releveurs ou fléchiſſeurs, eſt abſolument indépendante de l'ame ; on voit qu'elle tient à l'irritabilité de la fibre muſculaire en liaiſon avec le *ſenſorium*. Les muſcles du cataleptique ſe contractent de la même maniere, mais avec une force proportionnée à leur irritabilité, qui eſt plus grande, à l'énergie du *ſenſorium* conſidérablement accrue, & à la quantité augmentée de fluide électrique que le cerveau lance en un instant dans les muscles. Le mouvement involontaire que l'on fait exécuter à l'homme en santé, est au dessus du naturel ; aussi quand on abandonne le bras, il tombe par son propre poids ; c'est le cataleptique, chez un vrai spasme qui le tient élevé ou fléchi jusqu'à ce que le fluide électrique soit évaporé ; il ne faut que passer une seule fois de la glace sur les muscles en contraction pour en opérer le relâchement : de quelle maniere que cette substance agisse, en absorbant le feu principe, ou en le condensant, le bras s'abaisse aussi-tôt. Le spasme qui subsiste dans une partie après plusieurs attaques de catalepsie, ne cede que difficilement à ce moyen, il est entretenu par l'énergie toujours subsistante du *sensorium*, sur les muscles qui la font mouvoir ; il est sujet à retour.

Le pouvoir singulier d'attraction qu'on exerce sur les cataleptiques, est encore un phénomene de l'irritabilité des muscles & de l'excessive mobilité du *sensorium*. Le premier qui a été frappé de ce prodige, l'a confondu avec celui de l'aiman ; il a donné à l'art de produire la catalepsie, par imagination, le nom de magnétisme animal ; & cet l'homme est allé jusqu'à lui assigner des pôles.

La sensibilité de l'enveloppe générale du corps ne subsistant plus dans la catalepsie, en vain cherchera-t-on à élever, par un simple attouchement, les membres dont les muscles sont relâchés. Le *sensorium*, dispensateur du fluide électrique, ne sera point sollicité à le lancer dans les organes qui les font mouvoir ; & l'expérience prouve que celui qui s'échappe de la main étrangere, est insuffisant pour les contracter.

Portez l'action jusque sur les muscles, en les comprimant ou en faisant éprouver à leurs fibres une extension modérée, c'est alors que vous disposerez à votre gré du principe moteur. Vous avez établi un conducteur électrique d'un genre nouveau entre le *sensorium* & vous ; lorsque vous approcherez votre main de celle du cataleptique, vous verrez le bras conducteur mobile s'élever pour se décharger sur le vôtre, du feu principe qui l'irrite ; il le suivra par-tout ; si la malade est assise, vous serez le maître de la faire lever ; la puissance invisible qui l'entraîne, l'attire sur vos pas, elle ne glisse point comme une statue, elle marche ; si vous vous arrêtez elle s'arrête ; ô source inépuisable de prodige ! le feu principe qui s'échappe de votre main & qui pénetre jusque dans son *sensorium*, lui porte l'expression de votre volonté, elle répete vos gestes ! Que ne puis-je m'enfoncer dans ce labyrinthe avec le fil que l'expérience m'a donné, je développerois le principe qui a fait pressentir au célebre de Sauvage, que *simili imaginationis vis, similes effectus in aliis subjectis edit.*

Ce phénomene d'attraction électrique, que l'on peut obtenir avec un conducteur inanimé mais mobile, pourroit-il être attribué à un autre principe ? il ne faut, pour le prévenir ou le suspendre, que se couvrir la main d'un gant de soie, ou l'armer d'un corps idio-électrique ; ceux qui le ſont par communication le laiſſent ſubſiſter.

En attendant que l'obſervation confirme ma découverte ſur le tranſport des facultés du ſens externe dans l'eſtomac, & les effets extraordinaires auxquels il donne lieu, je pourrois l'étayer de l'obſervation de nombre de médecins qui ont décris pluſieurs de ces effets, ſans en ſoupçonner la cauſe. Je me contenterai d'en rapporter deux tirées de la noſologie du célebre de Sauvage ; la premiere eſt du docteur Deſcottes, on la trouve dans la démonomanie ; ordre que l'auteur a conſervé comme un échantillon des préjugés barbares dont l'eſpece humaine a été longtemps obſédée. La ſeconde eſt de l'auteur même ; on verra bientôt qu'elle eſt mal claſſée, il l'a rangée ſous l'ordre vingt-quatrieme des maladies paralytiques ; elle en conſtitue la premiere eſpece.

« Deux filles domeſtiques, âgées de » vingt ans, liées de la plus étroite » amitié, affectées d'hyſtéritie, ſe trou- » verent mieux par l'uſage du caſto-

» reum, de la rue, de la thérébentine;
» mais elles ont présenté pendant six
» mois des phénomenes singuliers,
» ordinairement attribués au pouvoir
» du démon. 1°. Séparées de plusieurs
» maisons, elles se prédisoient mutuel-
» lement trois ou quatre jours d'avan-
» ce, leurs paroxismes hystériques &
» les accidents dont ils seroient ac-
» compagnés. 2°. Elles imitoient assez
» bien la voix des animaux, du chien,
» du chat, de la poule. 3°. Elles
» montroient une mémoire prodigieuse
» & un esprit de la plus grande viva-
» cité, désignoient sous des noms sup-
» posés les personnes qui les entou-
» roient, & s'en divertissoient d'une
» maniere plaisante.

» 4°. Elles tomboient dans un pro-
» fond sommeil dont il étoit impossi-
» ble de les tirer en les pinçant, en
» les brûlant. 5°. Cependant elles
» s'éveilloient d'elles-mêmes en criant
» qu'on les avoit frappées, ou pin-
» cées violemment à la cuisse, à la
» jambe; & la partie qu'elles assi-
» gnoient étoit meurtrie comme avec

» les ongles, quoique perſonne ne les
» eût touchées.

» Le paroxiſme montroit trois temps
» différents; dans le premier, ces filles,
» parfaitement à elles, ſe rappellant le
» paſſé, rougiſſoient & en conſervoient
» de la douleur; dans le ſecond, elles
» déliroient, éprouvoient des mouve-
» ments convulſifs; quatre hommes
» vigoureux pouvoient à peine les tenir;
» elles prédiſoient le temps, la durée
» du paroxiſme à venir, & autres
» choſes. Dans le troiſieme, elles
» tomboient dans un ſommeil profond
» avec abolition de tous les ſens, en ſor-
» toient à l'heure & à la minute qu'elles
» avoient fixées, en s'écriant: bon Dieu!
» qui m'a ſi cruellement pincé la cuiſſe
» ou la jambe? Cette ſcene a duré ſix
» mois en revenant chaque jour,
» &c...... »

L'obſervation de M. de Sauvage, communiquée à l'académie de Montpellier & de Paris, imprimée dans les mémoires de cette derniere année 1742, pag. 551, édit. in-12, préſente des faits plus intéreſſants encore.

« Marg. V***, fille âgée de vingt-
» ans, eſt pâle, a toujours froid aux
» extrémités; ſon caractere eſt d'être
» timide, ſenſible à la moindre injure.
» C'eſt vers la fin de janvier..... qu'elle
» a eu quelques attaques de catalepſie,
» qui ayant augmentées, l'obligerent
» de ſe rendre à l'hôpital-général de
» Montpellier, les mois d'avril & de
» mai ſuivants. Cette maladie fut com-
» pliquée d'une autre maladie ſin-
» guliere, pareille à celle des ſom-
» nambules; je la détaillerai dans la
» ſuite... Cette fille étoit dégoûtée, &
» fort triſte.....; elle étoit réglée pour
» le temps, mais très-peu pour la quan-
» tité....; elle préſentoit ces attaques
» par une chaleur au front. »

La deſcription de l'état cataleptique que je paſſe ſous ſilence, parce que les ſymptômes phyſiques n'ont rien de plus extraordinaire que ceux que j'ai obſervés: l'auteur continue.

« Juſqu'ici cette fille nous fait voir
» une maladie qui, quoique rare, n'eſt
» pas ſans exemple; mais en voici une
» autre fort ſinguliere qui s'y eſt jointe.

» Dans les mois d'avril & de mai....
» elle eut plus de cinquante attaques
» d'une autre maladie, dans lesquelles
» on distinguoit trois temps. Le com-
» mencement & la fin étoient des cata-
» lepsies parfaites, telles que nous les
» avons vues ci-devant; l'intervalle qui
» duroit quelquefois un jour entier, ou
» du matin au soir, étoit rempli par la
» maladie que les filles de la maison
» appelloient *l'accident vif*, donnant
» le nom *d'accident mort* à la catalepsie.

» On va voir des phénomenes que
» j'aurois cru simulés, si je ne m'étois
» assuré de la réalité par mille épreu-
» ves: » les occasions s'en présentoient
souvent.

« M** que j'avois prié de m'aider
» de ses conseils, & quantité de curieux
» ont été témoins de ce que je vais
» rapporter.

» Le 5 d'avril..... à dix heures du
» matin, je trouvai la malade au lit,
» la foiblesse & le mal de tête l'y rete-
» noient... L'attaque de catalepsie venoit
» de la prendre; elle la quitta en cinq
» ou six minutes, ce que l'on connut,

» parce qu'elle bailla, se leva sur son
» séant & se disposa à la scene suivante.

» Cette fille se mit à parler avec une
» vivacité & un esprit qu'on ne lui
» voyoit jamais hors de cet état ; elle
» changeoit quelquefois de propos, &
» sembloit parler à plusieurs de ses amies
» qui s'assembloient autour de son lit :
» ce qu'elle disoit avoit quelque suite
» avec ce qu'elle avoit dit dans son at-
» taque du jour précédent, où ayant
» rapporté mot pour mot une instruc-
» tion en forme de catéchisme qu'elle
» avoit entendu la veille, elle en fit
» des applications morales & malicieu-
» ses à des personnes de la maison qu'elle
» avoit soin de désigner sous des noms
» inventés, accompagnant le tout de
» gestes, de mouvements d'yeux qu'elle
» avoit enfin ouverts, & *cependant elle
» étoit fort endormie* ; c'étoit un fait
» déjà bien avéré, & personne n'en
» doutoit plus ; mais prévoyant que je
» n'oserois jamais l'assurer à moins que
» je n'eusse fait mes épreuves en forme,
» je les fis sur tous les organes des
» sens pendant qu'elle debitoit tous ses
» propos.

» En premier lieu, comme cette fille » avoit les yeux ouverts, je crus que » la feinte, s'il y en avoit, ne pourroit » tenir contre un coup de la main ap- » pliquée brusquement au visage; mais » cette expérience réitérée ne lui fit » pas faire la moindre grimace, elle » n'interrompit point le fil de son » discours.

» Je cherchai un autre expédient, » ce fut de porter rapidement le doigt » contre l'œil, & d'en approcher une » bougie assez près pour brûler le cil » des paupieres; mais elle ne clignota » seulement point.

» En second lieu, une personne » cachée poussa tout-à-coup un grand » cri vers l'oreille de cette fille; en » tout autre temps elle auroit tremblé » de frayeur; mais alors cela ne pro- » duisit rien.

» En troisieme lieu, je mis dans sa » bouche de l'eau de vie, de l'esprit » de sel ammoniac; j'appliquai sur la » cornée même la barbe d'une plume, » & le bout du doigt, mais sans succès: » le tabac d'Espagne soufflé dans le

» nez, les piqûres d'épingles faisoient
» sur elle le même effet que sur une
» machine ; pendant ces rudes épreu-
» ves, cette fille parloit d'un ton plus
» animé & plus gai : on nous annonça
» que la scene se termineroit bientôt
» par des chansons & des sauts.. ; en
» effet, peu de temps après, elle chanta,
» fit des éclats de rire.... sauta du lit
» en poussant des cris de joie. Je m'at-
» tendois à la voir heurter contre les
» lits voisins, mais elle enfila la ruelle,
» tourna très à propos, évitant les chai-
» ses, les cabinets; & ayant fait un tour
» dans la salle, toujours sans l'usage
» de la vue, elle enfila de nouveau sa
» ruelle sans tâtonner, se mit au lit,
» se couvrit, & peu de temps après elle
» fut cataleptique. Dans moins d'un
» quart d'heure que la catalepsie dura
» [ou l'accident mort] cette fille revint
» comme d'un profond sommeil, &
» connoissant à l'air des assistants qu'elle
» avoit eu ses accidents, elle fut con-
» fuse, pleura le reste de la journée, ne
» sachant d'ailleurs rien de ce qu'elle
» avoit fait dans cet état.

Je pourrois tirer un très-grand avantage des deux obſervations que je viens de citer, mais tranquille ſur l'événement de celle qui m'eſt propre ; le temps, ce juge lent & incorruptible, gravera dans les faſtes de la médecine, avec les prodiges qu'elle préſente, des phénomenes plus inouis encore ; il pourra rejeter mon ſyſtême ſur l'explication de ces prodiges, mais il en conſervera le principe ; il s'en ſervira pour arracher à l'ignorance & au fanatiſme leurs innocentes victimes, ſi jamais ces deux puiſſances, ennemies du genre humain, ſe réuniſſent pour enſanglanter les places publiques. Il défendra la mémoire des êtres malheureux qui, ne conſervant plus de rapports électriques avec eux-mêmes & la nature entiere, ſont forcés par un inſtinct machinal à ſe précipiter dans le premier torrent pour ſe décharger du feu inviſible qui les conſume ; s'ils y laiſſent la vie, Thémis ôtera ſon bandeau, & ne verra plus que des citoyens morts ſans crime comme ſans volonté.

Les médecins de tous les âges ont

diſtingué la catalepſie du ſomnambu-liſme ; l'obſervation ne peut admettre entre ces ſymptômes de différence eſ-ſentielle , puiſque le dernier , ſans rien changer à l'état des organes , naît de la ſeule diſtraction du ſens intellectuel abſorbé par la contemplation des objets intérieurs : le cataleptique n'eſt point paralyſé , le ſomnambule n'eſt pas fou , l'un & l'autre jouiſſent de la faculté de contracter les muſcles deſtinés au mou-vement volontaire , de penſer avec énergie , de ſe rappeller avec une faci-lité étonnante le paſſé , de compoſer même ſur des ſujets qu'ils n'ont jamais médités. Je définirai donc la catalepſie hyſtérique , *l'abolition momentanée des ſens externes , avec tranſport de leurs facultés dans l'eſtomac , accroiſſe-ment extraordinaire des facultés intellec-tuelles , & diſpoſition des muſcles exé-cutant les mouvements libres à conſerver aux membres , latitude qu'on leur donne.*

Je ne m'arrêterai pas à décrire les ſignes qui établiſſent une différence marquée entre la catalepſie , l'apoplexie & la ſyncope eſſentielles , on les trouve dans tous les auteurs ; mais j'obſerverai que j'ai rencontré le ſens de l'ouïe dans l'eſtomac d'un homme robuſte frappé d'apoplexie ſanguine, depuis vingt-ſix heures, & qui a ſuccombé à cette attaque peu de temps après. Si l'obſervation confirme ce phénomene, il faudra croire que le ſens interne abſolument meconnu joue un très-grand rôle dans l'économie animale, qu'il remplace les fonctions des organes extérieurs des ſens dans toutes les maladies qui nous ſemblent priver l'ame de ſes facultés intellectuelles, & que de toutes les théories en médecine, celle de Sauvage eſt la plus lumineuſe.

Si l'on a erré dans la définition de la catalepſie, on a porté un jugement faux ſur ſa cauſe prochaine, en l'attribuant à l'immobilité du *ſenſorium* & à la condenſation des eſprits animaux dans leur réſervoir. L'ouverture des cadavres ne peut donner aucun trait de lumiere ſur cette cauſe prochaine, mais elle répand le plus grand jour ſur l'engorgement des ſinus & des vaiſſeaux ſanguins qui compriment les nerfs à leur origine & abſorbent le fluide électrique que le cerveau leur envoie. On ſera donc obligé de ſubſtituer à l'inertie du *ſenſorium*, l'activité la plus grande à la condenſation du fluide nerveu, un foyer de matiere électrique que cet organe lance dans les parties intérieures, mais ſinguliérement dans les membranes de l'eſtomac par les cordons libres de la huitieme paire de nerfs.

Ces deux cauſes, l'action augmentée du *ſenſorium*, & la compreſſion que les vaiſſeaux ſanguins exercent à l'origine des nerfs ne ſe réuniſſent pas toujours pour produire la catalepſie ou le ſomnambuliſme ; il eſt prouvé que le *ſenſorium*, après pluſieurs accès de cette maladie, contracte une diſpoſition particuliere à lancer le fluide électrique dans les nerfs de la huitieme paire, & à le retirer des organes des ſens. Cette eſpece de catalepſie, qu'une ſimple émotion de l'ame détermine, & qui s'évanouit promptement, accompagnée des phénomenes phyſiques & moraux dont j'ai parlé, montre par la grandeur de la reſpiration, la chaleur de

la

la peau, la force du pouls que l'engorgement des vaiſſeaux ſanguins n'y a aucune part. On ne perdra pas de vue que la diſtribution des vaiſſeaux ſanguins n'étant pas toujours la même, dans tous les ſujets, il peut arriver que la catalepſie, par compreſſion, ne ſoit pas conſtamment accompagnée de la perte totale du ſens externe; les auteurs, en effet, citent quelques malades qui entendoient lorſqu'on leur parloit à haute voix à l'oreille, & d'autres qui ſe frottoient le nez, entroient en fureur, lorſqu'on leur faiſoit reſpirer l'alkali-volatil de ſel ammoniac.

La catalepſie hyſtérique, par compreſſion, eſt infiniment plus fâcheuſe que la catalepſie par la ſeule mobilité du *ſenſorium*; cependant lorſque cette derniere eſt invétérée, elle réſiſte à tous les remedes; il en eſt de cet accident, comme de l'épilepſie par la peur, il faut ſe hâter d'en détruire le principe avant que le *ſenſorium* ait contracté la vicieuſe habitude d'agir plus fortement ſur les nerfs de la huitieme paire, que ſur ceux qui ſe diſtribuent aux autres organes des ſens.

La catalepſie, par compreſſion, conduit quelquefois à l'épilepſie, à l'apoplexie, à la paralyſie, au tétanos, à l'imbécilité; la catalepſie, par mobilité du *ſenſorium*, diſpoſe plus particuliérement à l'extaſe & à la folie.

Mlle. B...., âgée de 19 ans, d'un tempéramment bilieu-ſanguin, d'une conſtitution irritable, fut affectée il y a quelques années d'une fievre-quarte automnale qui lui laiſſa dans l'hypocondre gauche une douleur qu'on attribua à l'engagement de la rate. Après avoir eſſayé beaucoup de remedes, ſans ſuccès, on perſuada à ſes parents que le magnétiſme devoit la guérir : elle aſſiſta à un traitement en grand; des convulſions atroces préluderent la catalepſie & le ſomnambuliſme; elle devint une criſiaque des plus ſurprenantes; cependant les ſecours du magnétiſme, employés pendant ſix mois, ne diminuerent pas la douleur de côté; elle perdoit ſes forces, éprouvoit de fréquents maux de tête, tomboit en criſe chez ses parents ; on jugea à propos de la conduire dans la capitale ; on commençoit à espérer un changement avantageux, lorsqu'elle fut saisie à son levé d'une douleur de tête très-vive, suivie de syncope ; revenue à elle, le bras droit est paralisé. Le lendemain, nouvel évanouissement, la jambe droite subit le même sort ; on espere que l'évacuation périodique qui s'approche dissipera cette hémiplégie allarmante. Des convulsions très-fortes, dans la partie latérale gauche du corps la précédent, le tétanos s'empare des muscles de la machoire, & lui ferme la bouche ; ce nouveau symptôme subsiste pendant la durée de l'évacuation, & ne cede qu'imparfaitement lorsqu'elle est terminée. On applique un vésicatoire sur le bras, on fait prendre le petit lait coupé avec l'infusion de fleurs de tileul, on pratique des frictions sur toute l'habitude du corps ; l'accès de convulsion revient tous les jours, subsiste deux, quelquefois trois heures, & ce triste état ne change pas. A la seconde révolution périodique, le tétanos applique plus fortement la machoire inférieure contre la supérieure ; une toux convulsive agite jour & nuit le thorax ; la malade ne prend pour nourriture que trois ou quatre cuillers à café de petit lait dans les vingt-quatre heures. L'époque achevée, la toux perd de sa violence, mais le tétanos & l'hémiplégie se soutiennent de la même maniere, & la crise de convulsion reparoît tous les soirs.

Telle étoit la maladie de Mlle. B**, lorsque j'ai employé la méthode que je proposerai bientôt dans la curation de l'affection hystérique essentielle ; les convulsions ont promptement cédées à l'application réitérée des sangsues aux extrémités inférieures, au bain froid, à la glace tenue jour & nuit sur la tête, aux bains de jambes aiguisés de moutarde en poudre à l'électrisation, à une fievre vraiment critique, que l'usage intérieur & extérieur de la glace a occasionée. Dans ce moment, la toux convulsive, le tétanos & la paralysie de la jambe ne subsistent plus, les doigts de la main paralysée commencent à se mouvoir ;

mais il eſt ſurvenu une eſpece de rumination qui la prive de la plus grande partie des aliments qu'elle prend dans la journée, & qui ſemble opiniâtre.

Il faudroit, après cette obſervation, avoir la conſcience pure pour foudroyer le magnétiſme, qui, exhaltant l'imagination des malades, accroît l'électricité du cerveau, produit tous les ſymptômes de l'affection hyſtérique eſſentielle, & la catalepſie par compreſſion chez les ſujets pléthoriques. Mais où eſt le médecin, qui dans ſa vie, n'a point adminiſtré de tartre émétique; & ce terrible remede n'a-t-il jamais tué perſonne? mais les purgatifs ne changent-ils pas encore aujourd'hui comme autrefois le caractere de pluſieurs eſpeces de fievre en maladies funeſtes? mais la routine barbare qui fixe le ſiege des maladies, mêmes inflamatoires dans les viſceres du bas-ventre, & leur principe dans la putridité des humeurs, n'eſt-elle pas auſſi coupable que le magnétiſme?

Une quantité ſurabondante de fluide électrique, accumulé dans le cerveau, lancé par l'action propre de ce viſcere, dans les organes du ſentiment & du mouvement, conſtitue la cauſe prochaine de l'affection hyſtérique eſſentielle. Les convulſions violentes & paſſageres qui la caractériſent, s'annoncent d'avance par les ſignes d'une électricité dominante dans toute l'économie animale; tels ſont une force ſurnaturelle, une agilité inconcevable, la vivacité des idées, jointe à la plus grande volubilité dans l'expreſſion, une chaleur plus vive répandue ſur le tronc, la tête & les bras, tandis que les extrémités inférieures en ſont ordinairement dépourvues, un appetit quelquefois vorace, le déſir des boiſſons froides & acidules, le feu des yeux, l'inſomnie, ou un ſommeil turbulent, toutes les paſſions de l'ame exhaltées.

Les rapports électriques ſe ſoutiennent encore entre les organes des ſens & les objets extérieurs; mais l'énergie du *ſenſorium* & des nerfs augmentant de jour en jour, trouble l'ordre de ces rapports: la femme menacée d'hyſtéricie, bleſſée par toutes les impreſſions qu'elle reçoit, fuit la ſociété de ſes ſemblables, qui l'irritent; elle s'enfonce dans l'épaiſſeur des ténébres, pour éviter la lumiere dont l'éclat l'importune ; elle frémit au plus petit bruit : mais rien ne peut la garantir des impreſſions douloureuſes qui naiſſent du contact de ſes organes intérieurs ; un ſpaſme inquiet & univerſel ſuſpend les fonctions des différents organes, rend ſa démarche pénible ; le *ſenſorium* placé au centre du foyer électrique, fait paſſer dans l'ame intellectuelle les mouvements tumultueux qui agitent ſes fibres médullaires : une légere émotion de l'eſprit ; un trouble dans les idées marquent le moment terrible où l'exploſion du feu principe va ſe faire dans tous les muſcles, & dans toute la profondeur des parties organiques.

Les cauſes qui concourent à développer une trop grande quantité de fluide électrique dans le corps humain, ſont, 1°. le tempérament; 2° la conſtitution du ſang ; 3°. l'action du cœur & des arteres ; 4°. l'action des muſcles ; 5°. l'influence du *ſenſorium* ſur le cœur ; 6°. les aliments ; 7°. les évacuations retenues; 8°. les veilles; 9°. l'électricité athmoſphérique ; 10°. les vêtements ; 11°. les irritations particulieres.

Parcourons rapidement toutes ces cauſes, elles ſerviront à éclairer le traitement de la maladie dont elles deviennent les principes, & à ouvrir les yeux des perſonnes qui en ſont affectées ou menacées ſur leur propre intérêt.

1°. *Le tempérament.* Des fibres délicates & très-tendues, des vaiſſeaux étroits & très-élaſtiques, dans leſquels le ſang circule toujours avec plus de rapidité, forment la baſe de la conſtitution la plus propre à développer avec excès le fluide électrique dans le corps humain, & cette trempe des ſolides que la vivacité accompagne, s'obſerve particuliérement chez les ſujets qui naiſſent avec des diſpoſitions à l'affection hyſtérique eſſentielle.

2° *La conſtitution du ſang.* Dans ce fluide hétérogene ſe trouvent confondus les principes des différentes humeurs, & les parties que contiennent éminemment le feu principe ; des vaiſſeaux étroits, très-élaſtiques, donnent au ſang une conſiſtance plus ferme ; il fournira donc par le frottement une plus grande quantité de fluide électrique, & contribuera à former, avec les parties ſolides, le tempérament colérique des anciens, ſanguin-bilieu des modernes, toujours menacé de convulſions.

3°. *L'action du cœur & des arteres.* Le ſang circulant avec plus de rapidité dans des vaiſſeaux étroits, doit revenir plus promptement à ſa ſource ; le pouls des enfants & des femmes hyſtériques eſt toujours plus vif, plus accéléré : l'obſervation prouve que les frottements multipliés, par cette cauſe, développent dans leurs organes beaucoup plus de chaleur.

4°. *L'action des muſcles.* Quand elle eſt modérée, diſſipe le fluide électrique ; mais quand elle eſt forte, ſoutenue, elle fait paſſer des veines au cœur, dans un temps donné, une plus grande quantité de ſang, & la chaleur exceſſive qui ſe répand à l'habitude du corps ne permet pas de douter de la grande influence de cette cauſe sur l'électricité animale. J'ai vu quelques personnes hystériques tomber en convulsion au milieu d'une danse prolongée.

5°. *L'influence du sensorium sur le cœur.* Les passions de l'ame ébranlent le *sensorium*, & la réaction de cet organe a la plus grande influence sur les mouvements du cœur. Je ne parlerai point de la colere, qui chasse avec violence le sang du cœur dans les arteres, & charge tout le corps d'une électricité brûlante : cette passion n'est pas celle des femmes hystériques ; mais il en est d'autres qui, sans allumer une flamme aussi vive, accumulent dans le cerveau une trop grande quantité de feu principe, & les disposent à de fréquents accès convulsifs.

6°. *Les aliments.* Le fluide électrique entrant, comme principe, dans la composition des corps, & constituant leur principale vertu, est encore admis dans leurs pores ; il domine dans quelques-uns, il est en très-petite quantité dans d'autres, & l'expérience a prononcé que les substances animales en contiennent plus que les végétales ; les liqueurs fermentées que l'eau pure.

7°. *Les évacuations retenues* augmentent le feu principe dans l'économie animale de deux manieres, comme irritant, ou conservant le fluide électrique, dissipent dans l'air la matiere de l'insensible transpiration : les expériences de *Sanctorius* attestent que cette évacuation est la plus considérable de toutes ; aussi quand elle est diminuée ou retenue, elle accroît avec excès le fluide igné, & devient, indépendamment de l'irritation ou de la surcharge des vaisseaux, une cause très-puissante de l'affection hystérique.

8°. *Les veilles* dissipent la partie la plus fluide du sang, le rendent plus dense, augmentent la tension des fibres, & donnent conséquemment plus d'énergie aux causes qui font jaillir le feu principe des deux substances.

9°. *L'électricité athmosphérique.* Si l'observation de *Leuvnhoeck* est bien exacte, qu'un grain de sable appliqué sur la peau couvre deux cents cinquante mille pores, la superficie d'un homme de taille ordinaire étant composée de quinze pieds en carré, l'imagination peut à peine concevoir la multitude de voies par lesquelles le fluide électrique, répandu avec profusion dans l'athmosphere, pourra être transmis jusque dans la profondeur des visceres & des plus petites parties organiques. Il influera donc de la maniere la plus efficace sur tout le systême animal, puisqu'il est prouvé que le feu principe aërien ne differe pas essentiellement de celui qui est accumulé sur nos machines électriques, & que ce dernier augmente la circulation du sang & rend les pulsations du pouls plus fréquentes d'un sixieme. L'intensité du fluide électrique athmosphérique étant plus ou moins grande dans un temps que dans un autre, rélativement à la sécheresse, à l'humidité, au froid, à la chaleur, aux vents, & le feu principe dominant plus particuliérement dans l'athmosphere, depuis le mois de septembre jusqu'à l'équinoxe du printemps, l'affection hystérique qui frappe dans toutes les saisons se montrera préférablement à ces époques, & l'obſervation des médecins ſur le temps où elle regne le plus, s'accorde avec celle des phyſiciens ſur le plus haut degré de l'électricité de l'air. Voyez l'ouvrage de M. l'abbé Bertholon, ſur l'électricité du corps humain, dans l'état de ſanté & de maladie. Ce ſavant phyſicien s'eſt élancé dans une nouvelle route à peine ouverte à l'art de guérir; les travaux auxquels il s'eſt livré en ont reculé les limites; il a placé à côté de pluſieurs éceuils le flambeau de l'obſervation: une académie ſavante l'attendoit au bout de la carriere pour le couronner.

10°. *Les vêtements* ne font qu'accumuler le fluide électrique dans le corps humain; telles ſont les étoffes en ſoie, en laine, en poil, les fourrures, & généralement toutes les ſubſtances idio-électriques, ou qui approchent le plus de cet état.

11°. *Les irritations particulieres.* Toutes les parties organiques ne poſſedent pas le même degré de ſenſibilité & d'irritabilité, toutes conſéquemment n'exercent pas la même force d'action ſur le *ſenſorium* & le cœur. Cependant il ſuffira qu'une cauſe ſtimulante ſoit appliquée à ces différentes parties, pour qu'elle accroiſſe les fonctions vitales & concoure à développer une plus grande quantité de fluide électrique dans le corps humain. En général, les cauſes ſtimulantes agiſſant ſur les membranes nerveuſes, portent plus loin leur action qu'en affectant des viſceres dans leſquels le tiſſu célulaire, la graiſſe & les vaiſſeaux ſanguins dominent; auſſi les irritations du cerveau, de l'eſtomac, des inteſtins grêles, de la matrice, des ovaires, ſont des cauſes plus fréquentes d'affection hyſtérique; quelquefois c'eſt une acrimonie inconnue dominante dans les humeurs, qui finit par ſe dépoſer ſur une partie extérieure, ou dans les glandes, ou ſur la matrice, & l'on voit ſuccéder à l'affection hyſtérique des dartres d'un mauvais caractere, la phthiſie, le cancer des mamelles ou de l'*utérus*.

Expériences.

Prenez une portion du nerf crural

tiré récemment d'un cadavre, chargez une bouteille de Leyde, en comptant les tours de roues; formez la chaîne; interrompez la communication avec ce nerf; tirez l'étincelle, la commotion sera moins forte de moitié.

Répétez cette expérience deux heures après, vous sentirez la commotion plus forte; lorsque le nerf est plus desséché, le fluide électrique qui le traverse, jouissant de toute son activité, la percussion se fait avec autant de vigueur que si la chaîne existoit sans interruption.

Le même nerf séparé du cadavre, mis en électrisation dans l'obscurité, laisse appercevoir à son extrémité un bouton lumineux; quand on approche le dos de la main, le bouton s'alonge en forme d'aigrette, on éprouve une foible sensation de chaleur; lorsque le nerf est sec, au lieu d'un bouton lumineux, il présente une aigrette à son extrémité : elle imprime de loin sur la main une sensation plus vive de chaleur, mêlée de piqûre avec éclats.

N'est-il pas probable, d'après ces

expériences, que les nerfs conducteurs du feu principe séparé dans la substance du cerveau, possédent chez les femmes hystériques, la vertu de le transmettre aux organes du sentiment & du mouvement avec plus de force? N'est-ce pas en raison de cette vertu que nos expériences électriques operent sur elles des effets plus grands? En quoi consiste cette vertu? dans leur délicatesse & la sécheresse du mucus, qui unit leurs fibres élémentaires.

On juge que cette trempe originelle des nerfs peut être difficilement corrigée, mais on entrevoit qu'il est possible de l'acquérir; il ne faut pour cela qu'un défaut de nutrition & une légere dessication que le fluide électrique opere lui-même. Les passions de l'ame, aiguisées par le luxe, les veilles prolongées par le jeu, les plaisirs pris sans modération, dans un âge que l'on devroit en garantir, ou attendus avec trop d'impatience au fort de la puberté, l'abus des substances & des boissons échauffantes, communs aux deux sexes; les appartements chauds; la vie sédentaire triom-

phent

phent bientôt de la meilleure constitution, & communiquent aux nerfs cette fatale vertu.

Avant que de passer au traitement de l'affection hystérique essentielle, je dois prévenir que j'ai découvert la méthode propre à la combattre avec succès long-temps avant l'invention du systême sur lequel je fonde ses indications curatives. J'en ferois volontiers le sacrifice, si les amateurs de théorie le perdant de vue, dans l'occasion la plus intéressante, ne fussent tentés de le rejeter comme inutile ou frivole ; il partagera donc les honneurs d'un succès qu'il n'a pas mérité. Heureux les malades dont les médecins asservissent leurs opinions sous l'empire de la nature, qui les regardent comme des romans faits pour délasser l'imagination, & ne les combinent en forme de systême qu'après avoir guéri.

Je rends grace à *Sydenham*, le plus éclairé des praticiens, manquant de guide dans la médecine, entouré de livres où la nature est muette ; ses ouvrages qu'elle a dictés ont conduit mes pas dans la carriere la plus obſcure & la plus pénible que puiſſe parcourir l'eſprit humain. Les travaux de ce grand homme peuvent ſe comparer à ceux d'*Hercule;* ſi l'un a détruit des monſtres, l'autre a terraſſé des préjugés plus difficiles à vaincre, & infiniment plus redoutables au genre humain. Lui ſeul, contre tous, eſt deſcendu dans l'arêne pour y défendre les droits de la nature opprimée, & juſque dans la vielleſſe ſon génie infatigable s'eſt livré à des diſſertations immortelles ſur pluſieurs eſpeces de maladies abſolument inconnues. C'eſt *Sydenham* le premier qui a tracé le caractere de l'affection hyſtérique eſſentielle, & a banni la diſtinction chimérique établie entre cette maladie & l'affection hypocondriaque; il a fait plus, il a déſigné parmi le ſexe les conſtitutions particulieres qui le diſpoſent à tel mouvement convulſif, plutôt qu'à tel autre, & s'eſt efforcé de diſſiper les ténebres accumulées ſur ſa cauſe prochaine. Il ne l'a pas fixée dans la matrice, le foie, la rate, les ramifications de la veine-porte, mais dans le cerveau & ſes prolongements médulaires; il ne l'a pas attribuée à la corruption de la ſemence ou du ſang menſtruel, à des vapeurs malignes élevées de différents viſceres, à l'impureté du ſang, à l'acrimonie des humeurs, mais au ſeul déſordre des eſprits animaux lancés avec violence dans les organes du ſentiment & du mouvement.

Il ſeroit à ſouhaiter que cet auteur incomparable eût vécu de nos jours, où l'art de guérir, comptant davantage ſur les efforts ſalutaires de la nature, n'adminiſtre plus dans le début des maladies, ſous le ſpécieux prétexte de diminuer le fardeau qui l'opprime, des émétiques & des purgatifs qui les rendent promptement funeſtes. Il ſeroit à ſouhaiter que moins compatiſſant aux inquiétudes douloureuſes des malades, il n'eût pas prodigué l'opium dans une infinité de circonſtances où il ne pouvoit être utile. Mais dans le ſiecle dernier, toutes les maladies étoient putrides jusqu'aux inflammations; on ſe hâtoit de vuider l'eſtomac & les inteſtins avec des purgatifs éguisés de tartre émétique, comme un canal infecté du levain morbifique, & quoiqu'il s'élevât courageusement contre cette routine pernicieuse, le préjugé dominant l'entraînoit quelquefois malgré lui : on est fâché de lui voir prescrire des purgatifs dans l'affection hystérique essentielle, & de l'opium, depuis l'éruption de la petite vérole jusqu'à son entiere dessication.

Les indications curatives de l'affection hystérique essentielle, de la catalepsie, du somnambulisme & des autres symptômes de cette maladie doivent se tirer, 1°. de l'excès de fluide électrique dominant dans le cerveau & les nerfs qui se rendent aux organes du sentiment & du mouvement ; 2°. de la constitution préexistante ou acquise des nerfs, trop délicate & trop dense par la sécheresse du *mucus* qui unit leur fibres élémentaires ; 3°. de toutes les causes sécondaires qui concourent à développer une plus grande quantité de feu principe ou à l'accumuler dans l'économie animale ; 4°. des causes qui, agiſſant ſur la ſubſtance du cerveau, ou ſur le *ſenſorium*, ou ſur d'autres parties éloignées de ce viſcere, portent le ſang avec impétuoſité dans ſes vaiſſeaux, le font refluer dans les *ſinus*, en arrêtent le cours, & néceſſitent la compreſſion de pluſieurs paires de nerfs à leur origine; 5°. de la trop grande mobilité du *ſenſorium* qui, à la plus légere occaſion, lance avec impétuoſité le feu principe ſur différents organes, & y établit des foyers électriques qui en troublent les fonctions.

Il ſembleroit, au premier apperçu, que l'électricité négative devroit être propoſée comme le ſpécifique de l'affection hyſtérique eſſentielle & de toutes les maladies convulſives qui reconnoiſſent pour principe un feu dominant dans le cerveau & les nerfs; il faudroit qu'elle pût corriger la diſpoſition vicieuſe des prolongements médulaires, qui accroît l'activité du fluide électrique, & qu'elle poſſédât encore la vertu d'anéantir les autres cauſes qui tendent à le régénérer avec excès : le globe de ſoufre, dont on ſe ſert pour électriſer négativement, fait bien disparoître quelques symptômes convulsifs légers; mais il est absolument insuffisant pour dompter des mouvements convulsifs décidés. Je ne proposerai donc pas d'électriser négativement les malades dans l'accès ou hors l'accès, à moins que le globe destiné à cet effet ne fût dans une telle proportion avec eux, qu'il absorbât promptement, & en peu de temps, beaucoup de fluide électrique.

Un secours infiniment plus puissant est l'immersion du corps entier dans l'eau froide. Les physiciens connoissent la promptitude avec laquelle elle désélectrise les conducteurs; appliquée sur toute la surface de la peau, elle soutire, par une multitude innombrable de pores, le feu principe; tandis que le globe de soufre, mis en électrisation, ne le détourne que foiblement.

On favorisera la vertu absorbante de l'eau, en appliquant en même temps, sur la tête, une vessie remplie de glace pilée, ou, à son défaut, d'eau très-fraîche & renouvellée fréquemment. Dans plusieurs circonstances où le bain froid n'eſt pas praticable, la glace pilée, maintenue ſur la tête, a diſſipé promptement des mouvements convulſifs atroces qui avoient coutume de ſubſiſter pluſieurs heures. Ce ſecond moyen ſoutire le fluide électrique dans ſa ſource, modere l'impulſion du ſang ſur le cerveau, ſur-tout lorſque l'habitude du corps eſt comprimée par le poids de l'eau.

J'ai fait employer, dans toutes les ſaiſons, le bain froid & la glace ſur la tête; dans les convulſions hyſtériques les plus violentes, on y plongeoit les malades habillées, & les convulſions ceſſoient avant la ſeptieme minute. Si elles paſſoient ce terme, je faiſois jeter dix livres de glace pilée dans le bain, toutes les cinq ou ſix minutes, juſqu'à ſoixante ou quatre-vingt livres: il s'eſt rencontré telle circonſtance où la malade, dans les jours les plus chauds de l'été, s'eſt vue environnée de cent quatre-vingt livres de glace, jouiſſant enfin d'un calme qu'on ne pouvoit ſe promettre.

Le froid du bain doit donc être proportionné, 1°. à la violence des convulſions, ſans nul égard à la délicateſſe des ſujets ; 2°. à la durée des accès ; 3°. à la fréquence de leurs retours ; 4°. au degré d'électricité de l'athmoſphere.

Des parents puſillanimes, redoutant l'eau froide au milieu d'un hiver rigoureux, plongeoient leurs malades dans un bain tiéde ; les mouvements convulſifs augmentoient, accompagnés d'un ſentiment de froid inſupportable ; plus on échauffoit le bain, pour triompher de ces deux ſymptômes, plus ils ſe renforçoient : en renouvellant l'eau, & faiſant baiſſer le thermometre de *Réaumur* de vingt-huit degrés à dix, le froid & les convulſions diſparoiſſoient

Il s'eſt préſenté des cas extraordinaires, où les bains froids, les bains avec la glace étoient inſuffiſants pour déſélectriſer les malades. Le célebre *M. Vitet* a traité, ſans ſuccès, par les deux premieres eſpeces de bains, une jeune demoiſelle en proie à des mouvements convulſifs habituels, avec constriction invincible dans les muscles qui font mouvoir la mâchoire : elle étoit, au neuvieme jour, dévorée par la faim ; il l'a guérie en quelques minutes avec un bain de neige. J'ai observé que ce bain l'emporte en activité sur les autres pour faire cesser le spasme tonique partiel.

Il est une regle sûre pour déterminer la durée du bain dans les accès de convulsion hystérique ; il faut attendre que le calme qui leur succede soit troublé par un sentiment de froid avec tremblement. On aura la précaution d'essuyer les malades avec des linges froids, de les tenir levées si les forces le permettent, & de ne pas chauffer le lit dans le cas contraire. Le froid des extrémités inférieures qui subsiste dans l'intervalle des accès, excite des plaintes continuelles de la part des malades ; en vain tenteroit-on d'y rappeller la chaleur par tous les moyens connus, le feu qu'on applique sur les pieds se porte rapidement à la tête ; les convulsions se reproduisent incessamment, ou il succede bientôt une attaque de catalepsie avec délire chez les ſujets qui y ſont diſpoſés.

Il arrive quelquefois, lorſque les convulſions ceſſent tout à coup dans le bain à la glace, une ſyncope allarmante ; je conviens qu'il faut être familiariſé avec ce ſymptôme pour ne pas partager l'effroi qu'il inſpire, cependant il n'a rien de facheux : il faut ſortir la malade du bain, l'eſſuyer, l'étendre ſur un matelat, la couvrir d'un drap ſimple, & attendre. Si la ſyncope ſubſiſtoit au-delà de huit minutes, on donnera une commotion électrique avec la bouteille de Leyde, obſervant de faire paſſer ſon fluide à travers les bras ; la vie reviendra auſſi-tôt : il eſt, on ne peut plus rare, qu'on ſoit obligé de recourir à cet excitant ; les autres réuſſiſſent, mais il faut plus de temps.

Je n'ai jamais eu la penſée de parler ſur l'eſtomac des malades attaquées de cette eſpece de ſyncope ; je dois au pur haſard ma découverte de tous les ſens dans l'eſtomac ; & ſans la circonſtance qui l'a amenée, Mde. A*** eût guéri comme d'autres, & le plus grand des phénomenes m'eût toujours échappé.

On aura ſoin de tenir les malades dans de grands appartements peu éclairés ; on en renouvellera fréquemment l'air, & l'on éloignera toutes les occaſions de ſurpriſes. On préférera pour le ſervice des malades les femmes aux hommes ; on évitera de s'en approcher ſans néceſſité, & de leur faire des récits qui excitent trop leur attention.

Le retour des accès hyſtériques dépendant de la régénération du feu principe & de l'électriſation plus forte du *ſenſorium*, il eſt eſſentiel de s'occuper dans l'intervalle des bains, des moyens les plus propres à prévenir la ſecrétion trop abondante du fluide électrique dans le cerveau, ou à l'abſorber à meſure qu'il s'y ſépare.

Ce ſeroit peut-être le moment d'employer l'électricité négative avec ſuccès ; mais la vue continuelle d'un globe qui tourne rapidement ſur ſon axe, fatigue les malades ; elles ont d'ailleurs une impatience qu'il eſt bien difficile de contenir. Je préfere l'application de la glace pilée ſur la tête, lorſque l'affection hyſtérique eſt invétérée, les accès convulſifs fréquents ; je la fais maintenir tout le jour ſur cette partie, & trèsſouvent pendant la nuit, avec l'attention de la renouveller lorſqu'elle eſt fondue, juſqu'à ce que les accès ſoient entiérement diſſipés: des vaiſſeaux pleins d'eau, diſpoſés d'eſpace en eſpace, abſorbent le fluide électrique mêlé à l'air de l'appartement.

Une autre voie par laquelle le feu électrique peut s'échapper au dehors, eſt le conduit inteſtinal ; il ſe mêle facilement à l'air athmoſphérique qui remplit ſa cavité ; l'irritation qu'il produit dans ſes fibres muſculeuſes occaſionne des étranglements ; l'air s'accumule dans pluſieurs portions de ce long conduit, & le ventre ſe météoriſe ſouvent avec des douleurs très-vives. Les lavements d'eau froide ou frappée de glace, la boiſſon d'eau glacée, la glace elle-même pilée & avalée à haute doſe, diſſipent le météoriſme avec les douleurs, & préviennent les accidents fâcheux qui naiſſent de la diſtention trop long-temps ſoutenue des membranes inteſtinales.

Il ſuffit de baigner deux fois le jour les malades attaquées de convulſions hyſtériques pendant l'automne & l'hyver; en été, on eſt obligé de répéter le bain dès que la chaleur du corps commence à ſe rétablir, & qu'elle s'éleve au-deſſus du vingtieme degré du thermometre de *Reaumur* : alors les mouvements convulſifs ſe manifeſtent dans les muſcles de la face, & bientôt dans tout le corps : la baignoire doit être ſpacieuſe pour contenir, au beſoin, une grande quantité de glace. La préférence que M. l'abbé *Bertholon* donne à celle de métal, eſt non-ſeulement fondée en raiſonnement, mais avouée par l'expérience.

Quand il eſt queſtion de ſuſpendre tout à coup des mouvements convulſifs très-violents, la ſaignée, ſuppoſé qu'on puiſſe la pratiquer, eſt inſuffiſante, ſouvent même elle les augmente : dans un cas à moi connu, elle a produit la mort. L'indication de la pléthore, lorſqu'elle exiſte, ne peut donc être remplie qu'après l'orage diſſipé. L'évacuation du ſang, opérée par les ſangſues, réuſſit mieux que l'ouverture de la veine par la lancette ; il faut en faire mordre, à la partie interne & moyenne des cuisses, un nombre proportionné à la quantité de sang qu'on se propose d'évacuer. Cette quantité, dans les sujets d'un tempéramment sanguin, à vaisseaux amples, doit être au moins évaluée à douze onces ; pour l'obtenir, on emploiera douze sangsues, & on laissera couler le sang des plaies quatre heures, ou davantage, si après ce temps le pouls conserve de la plénitude. On ne peut se former une idée de la facilité avec laquelle les malades, sur-tout les cataleptiques, supportent cette évacuation sanguine ; j'ai des observations où elle a été infiniment plus considérable, & suivie d'un soulagement qui sembloit tenir du prodige, dans le cas où les malades conservent, dans l'intervalle des accès, une douleur de tête gravative avec un visage animé.

On doit interdire aux malades toute espece de nourriture les trois premiers jours de l'affection hystérique essentielle ; on les tiendra à l'eau pure & à la glace, qu'elles prendront à volonté pour tempérer leur besoin ; après ce temps on leur permettra du bouillon de poulet, ou de la crême de riz à l'eau édulcorée avec du sucre. Les cataleptiques, les somnambules éprouvent plus longtemps une aversion insurmontable pour tout ce qui s'appelle aliment ; leur estomac, dans l'intervalle des accès, conserve une sensibilité excessive ; il rejette tout, excepté l'eau pure & la glace mêlée avec une petite quantité de sucre. On ne doit pas les contraindre, on attendra que ce symptôme d'irritabilité soit dompté pour les mettre à l'usage du lait, sur-tout s'il existe une toux seche avec douleur dans la poitrine ; & ce régime doit être continué pendant un an, quelquefois toute la vie.

La catalepsie cede promptement au moyen mécanique que j'ai indiqué dans mes expériences ; il consiste à rappeller le feu principe à la surface du corps électrisé négativement. Pour faire cette expérience avec succès, il est absolument nécessaire de toucher d'une main l'*épygastre*, & de l'autre la tête, d'aspirer fortement à l'extrémité du nez, sans néanmoins toucher cette partie, & l'on dissipe en moins d'une minute la catalepsie par la seule mobilité du *sensorium*, qui dure souvent plus d'une demi-heure. La catalepsie par compression des nerfs, à leur origine, qui se manifeste par la plénitude des vaisseaux qui rampent sous la peau, la couleur plombée des levres & des joues, la petitesse du pouls, par sa durée, qui s'étend au-delà de trois heures, exige que l'on fasse précéder six ou huit minutes l'application de la glace sur la tête avant que d'en venir à cette expérience.

J'ose affirmer que les avantages de la méthode que je propose pour combattre l'affection hystérique essentielle, consistent particuliérement à se rendre maîtres de la catalepsie ou du somnambulisme, pour ne pas donner le temps au *sensorium* de prendre une vicieuse habitude, aux vaisseaux-sanguins qui se distribuent dans le cerveau de contracter une foiblesse qui prépare pour l'avenir les accidents les plus terribles, & qu'il n'est peut-être plus au pouvoir

de

de l'art d'anéantir. Lorſque les accès de catalepſie reviennent pluſieurs fois dans la journée, qu'ils durent long-temps, que la maladie dont ils ſont le ſymptôme a été fomentée par la plupart des cauſes qui donnent au ſang une conſtitution inflammatoire, il faut recourir à l'application des ſangſues aux extrémités inférieures, preſcrire pour boiſſon l'eau de poulet, à haute doſe, diſſoudre dans chaque livre de cette eau, ſel de nître, depuis dix grains juſqu'à une drachme, inſiſter long-temps ſur les bains, ordonner la diete blanche, envoyer les malades à la campagne, préférer la plaine à la montagne, & autant qu'il eſt poſſible le bord des rivieres toujours courantes.

Un moyen qui n'eſt point à négliger pour modérer l'excès de ſenſibilité & d'irritabilité chez les ſujets cataleptiques, dans la circonſtance où les bains ne peuvent être employés, c'eſt d'engager les malades à tenir une chaîne, dont l'extrémité plongera dans l'eau. L'uſage de couvrir de fers les malheureux ſoupçonnés de quelques grands crimes, avant que d'en avoir des preuves suffisantes, est plus nuisible à la santé qu'on ne le pense ; je sais que la plupart des cachots où on les jette, sont très mal-sains, mais on en a vu enfermés dans des chambres spacieuses, bien aérées, dont la chaîne étoit assujétie à une boucle enfoncée dans le mur, perdre en très-peu de temps toute leur vigueur ; le critique peu instruit pourra sourire malignement à ce trait ; mais le juge donnera des ordres pour que mon observation soit vérifiée, & l'innocent accusé en recueillera le fruit. Je vais plus loin, & je peux citer une femme d'un certain âge, affectée, depuis plusieurs années de vertiges allarmants, pour lesquels elle avoit inutilement employé des remedes de différente espece, qui n'en a été délivrée qu'en portant habituellement à son cou un collier composé de plusieurs chaînes d'or ; d'après ce principe, je pense qu'il vaudroit mieux suspendre à sa ceinture la longue discipline de fer, que de s'en meurtrir le corps.

La toux convulsive qui survient dans

les accès de l'affection hystérique, qui agite violemment les malades, cede ordinairement à la compression des genoux ou des pieds; mais lorsqu'elle subsiste dans l'intervalle des accès, il faut indépendamment des bains, fomenter la poitrine avec du lait à peine tiede, dans lequel on aura fait infuser une forte dose de fleurs de camomille romaine; si les mouvements convulsifs des autres parties ne subsistent plus, il est nécessaire d'échauffer l'eau du bain, depuis le douzieme jusqu'au vingtieme degré du thermometre de Reaumur; de les répéter plusieurs fois le jour, de n'y plonger le corps souvent qu'à moitié, de prescrire une infusion de fleurs de bouillon blanc édulcorée avec du sucre, à boire froid par verrées dans la journée. Lorsque l'émoptysie complique cette espece de toux, il convient de faire mordre des sang-sues au bras, de laisser couler le sang aussi long-temps que l'état des forces, le degré de pléthore & la violence de la toux l'exigeront, d'ordonner un bouillou de poumon de veau & de dates, à boire froid par verrées dans le jour ; si l'hémoptysie est assez considérable pour faire craindre un danger éminent, on couvrira la poitrine de glace jusqu'à ce que ce redoutable symptôme soit disparu : au reste, dans l'un & l'autre cas la poitrine doit être moins couverte que le reste du corps ; si la toux persiste, on appliquera sur l'un & l'autre bras l'écorce de garou pour obtenir une supuration superficielle, qu'on entretiendra pendant un ou deux ans : on nourrira les malades avec le lait d'ânesse, ensuite de vache ; on les fera monter à cheval ; & l'on se tiendra en garde contre les narcotiques & les astrigents.

Le clou hystérique, douleur de tête circonscrite, qui jette les malades dans l'abattement & le désespoir, disparoît à la premiere ou à la seconde friction des jambes faites avec de la glace pilée. Il n'en est pas de même de la céphalalgie avec rougeur du visage & des yeux, pouls plein & dur, chaleur du tronc & des extrémités supérieures ; elle exige l'application des sangsues aux jambes ; il faut laisser couler le ſang auſſi long-temps qu'il ſera néceſſaire pour triompher de ce ſymptôme.

Les ſpectres, qui ſemblent ſe former ſous les yeux des femmes hyſtériques, & les jettent dans la convulſion & l'effroi ſans troubler leur raiſon, dépendent de l'électriſation trop forte du globe de l'œil ; l'application de la glace ſur la tête, le bain froid, ne diſſipent pas auſſi promptement cette erreur de l'imagination qu'une compreſſion modérée faite ſur les yeux avec des compreſſes trempées dans de l'eau froide. La durée de ce ſymptôme eſt ordinairement d'une demi-heure ; il finit toujours par la catalepſie : le moyen que je viens d'indiquer le fait ceſſer en quelques minutes, & prévient conſéquemment l'accident qu'il faut le plus redouter.

L'iſchurie ou ſuppreſſion des urines ſubſiſte ordinairement quatre ou cinq jours avec tumeur, douleur vive & paſſagere dans l'hypogaſtre ; indépendamment des bains froids, elle exige l'application de la glace ſur le bas-ventre dans l'intervalle des bains ; il eſt rare qu'on soit obligé d'en venir à la sonde.

La paralysie, qui succede à la catalepsie, annoncée quelques jours avant par les malades somnambules, affecte le plus souvent les extrémités les unes après les autres, elle frappe les yeux, les oreilles, la langue même ; on la dissipe par de légeres commotions électriques avec la bouteille de Leyde, dirigées depuis la tête jusqu'à l'extrémité du membre paralysé, & pour la prévenir au moment où les malades commencent à sentir la stupeur qui la précede, il suffit d'employer une ou deux commotions de la tête aux pieds. Il est rare que cette espece de paralysie s'étende au-delà de soixante & douze heures : si après ce temps les commotions électriques ne rappellent ni le sentiment ni le mouvement, on ne doit pas hésiter à faire mordre des sangsues à la nuque, à laisser couler une grande quantité de sang, à appliquer fréquemment sur la tête de la glace pilée, à multiplier les bains froids, à envelopper les membres immobiles & insensibles dans des linges imbibés d'eau, tenant en suspension une forte quantité de moutarde en poudre. Si la paralysie est plus ancienne, on prescrira pour boisson une infusion de feuilles & de fleurs de bétoine de montagne, [*arnica-montana*] on commencera par une petite dose, que l'on augmentera successivement, on soutiendra l'effet de cette plante par l'électrisation en bain, sans isoloir, & l'on donnera chaque jour des commotions plus ou moins fortes sur les membres paralysés.

L'asthme convulsif, accident terrible qui subsiste six ou huit heures sans interruption, & semble devoir suffoquer les malades, céde, 1°. à l'application des sangsues aux cuisses; 2°. à la glace pilée, tenue fréquemment sur la tête; 3°. aux bains de jambes d'eau à peine tiede, aiguisée d'une grande quantité de moutarde en poudre; 4°. aux commotions électriques un quart-d'heure avant l'accès.

L'insomnie hystérique résiste à toutes les préparations d'opium : le vrai narcotique, dans cette circonstance, est le bouillon blanc; indépendamment du sommeil que cette fleur procure, elle calme la douleur aiguë de l'estomac avec vomissement de bile poracée, ou des intestins, si on l'administre encore en fomentation & en lavement.

Les fortifiants amers, les fortifiants spiritueux & aromatiques, appellés anti-hystériques, anti-spasmodiques, dont la vertu consiste à ranimer plus ou moins les forces vitales, à augmenter le cours du sang; à le porter en plus grande quantité dans les vaisseaux du cerveau, doivent être bannis du traitement de l'affection hystérique essentielle. L'expérience prouve qu'ils accroissent tous les symptômes de cette maladie, en produisant dans les visceres des irritations qui s'étendent, par sympathie, à tout le système nerveux, en favorisant le développement du fluide électrique dominant dans le cerveau & ses prolongements médulaires. Il est rare, lorsque cette maladie est traitée convenablement, qu'on soit obligé de recouvrir aux substances tirées de ces deux classes, elles ne peuvent être utilement employées que dans le cas où la longueur de l'affection hystérique, la violence des convulsions ont énervé les solides ; encore faut-il user de la plus grande circonspection dans le choix des remedes qui les composent. Ceux qui m'ont toujours paru mériter la préférence, sont les fleurs de tilleul, de muguet, de camomille romaine, de mélisse, de menthe crépue, de feuilles d'oranger ; l'écorce de quinquina, de cascarille, le fer. On soutient l'effet de ces remedes par les frictions seches sur toute l'habitude du corps, l'exercice modéré, sur-tout à cheval, le séjour dans la montagne, les bains de riviere dans les grandes chaleurs, la dissipation & l'électrisation sans isoloir & sans commotion.

L'aliment qui répare le plus promptement les forces est le lait de vache ; il faut tout tenter pour le faire passer dans les sujets que les accès convulsifs ont affoiblis : il convient même de le prescrire, pour toute nourriture, pendant la vie, si l'affection hystérique a jeté de profondes racines dans le cerveau & les nerfs. Je connois plusieurs personnes, victimes condamnées de cette maladie, qui ne vivent que de pain & de lait depuis vingt ans, & jouissent d'une santé ordinaire. Les médecins sont revenus du préjugé de purger les malades que l'on doit mettre au lait, l'observation leur a appris que les purgatifs, loin de disposer l'estomac à la digestion d'un aliment salubre, achevent de le ruiner, en affoiblissant ses membranes, en détournant les sucs digestifs, en communiquant à ses nerfs une irritation qu'ils conservent très-long-temps : ils s'efforcent, dans leurs ouvrages, de détruire une erreur fatale au genre humain & de faire revivre la doctrine pure d'Hippocrate, qui suit de près la nature, voit ses salutaires efforts, ne les trouble jamais, les excite quelquefois, jouit de ses triomphes, & les prépare avec peu de remedes sagement administrés.

Fin de la seconde Partie.

POST-SCRIPTUM.

Obſervation qui vient de m'être communiquée, & qui tend à confirmer la découverte que j'ai faite des phénomenes ſpontanés que préſente la catalepſie hyſtérique.

M. Laurent, chirurgien major de l'hôpital de la charité de Lyon, a été appellé, ces jours derniers, pour donner des ſecours à Mme. M...... que l'on croyoit en ſyncope, parce qu'elle étoit ſans ſentiment, ſans connoiſſance, qu'elle avoit le pouls & la reſpiration inſenſibles, le viſage entiérement décoloré & les extrémités froides. Cette eſpece de ſyncope avoit été précédée par des mouvements convulſifs, auxquels elle eſt très-ſujette, un ſentiment de conſtriction autour des fauſſes côtes, & par une douleur vive dans l'épygaſtre. Après s'être aſſuré de l'inſenſibilité abſolue des organes des ſens & de l'état caleptique, il a eſſayé de parler à voix ordinaire, près de l'estomac de la malade, qui l'a entendu sans pouvoir lui répondre, parce qu'elle éprouvoit une contraction très-forte dans les muscles de la mâchoire ; elle a porté une main sur son estomac. M. Laurent soupçonnant, par la question qu'il venoit de lui faire, que c'étoit la partie où elle ressentoit de la douleur, a voulu toucher l'épygastre ; la malade a saisi sa main, & l'a tenue appliquée sur son estomac sensiblement météorisé. Quelques minutes écoulées, il a demandé à Mme. M......, toujours en lui parlant sur l'estomac, si elle se sentoit soulagée ; elle a répondu, *oui*. Il l'a priée de nouveau, en lui parlant aux oreilles, de lui rendre compte de ce qu'elle ressentoit dans l'estomac : elle n'a pas entendu. M. Laurent a engagé le mari de Madame de lui faire d'autres questions, à haute voix à l'oreille, & a profité de ce moment pour demander à la malade, à voix foible sur l'épygastre, ce qu'elle éprouvoit dans l'estomac ; elle a répondu, de maniere à être entendue de tout le monde, *du feu*. N'osant point appliquer de glace ſur cette partie, dans la crainte de ſupprimer une évacuation néceſſaire, il s'eſt fait apporter un ſceau d'eau froide, a plongé une de ſes mains dans l'eau, pendant que l'autre repoſoit ſur la région de l'eſtomac de la malade. Bientôt il a vu ſes levres & ſes joues ſe colorer; il a penſé que la circulation qui commençoit à ſe rétablir dans les vaiſſeaux extérieurs pouvoit ranimer les organes des ſens; il a demandé à Mme. M...., à l'oreille, ſi l'impreſſion de chaleur diminuoit: point de réponſe. Il a répété la même queſtion ſur l'eſtomac; elle a répondu qu'elle ſe trouvoit beaucoup mieux, & que ſon accident alloit bientôt ceſſer. En effet, Mme. M..... n'a pas tardé à éprouver un mouvement convulſif léger dans le tronc & les bras, qui a été ſuivi du parfait rétabliſſement des ſens; elle a eu l'air étonnée, & n'a jamais pu ſe rappeller de ce qui s'étoit paſſé dans cette attaque de catalepſie hyſtérique.

Mme. M..... a encore éprouvé deux autres accès de catalepſie à peu de jours d'intervalle, M. Laurent eſt arrivé trop tard pour s'assurer, par de nouvelles expériences, si les autres sens se rencontroient dans l'estomac ; il n'a eu que le loisir de se bien convaincre que l'ouie, anéantie dans son organe extérieur, existe réellement dans ce viscere, & que l'ame jouit de toutes ses facultés intellectuelles dans la catalepsie hystérique.